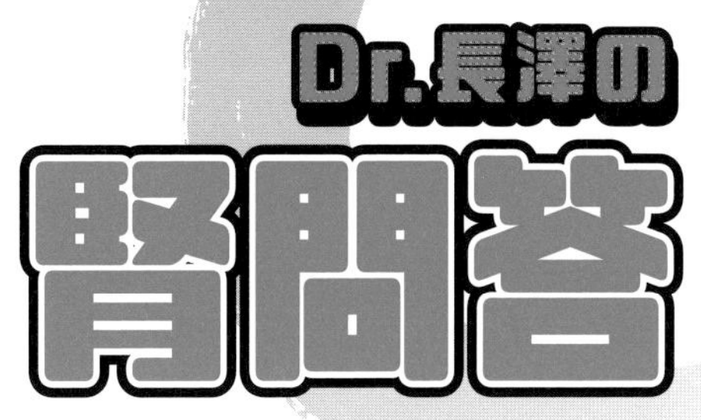

Dr.長澤の腎問答

長澤　将

東北大学病院腎・高血圧・内分泌科講師

中外医学社

推 薦 文

長澤先生との出会いは2004年4月のこと，私は留学から帰国後に関連病院へ赴任することになり，先生はその病院の初期研修医でした．赴任前に医局の先輩から，「長澤という腎臓内科志望の優秀な研修医がいるから，行って可愛がってやってくれ」と言われていました．実際に会ってみると，電解質代謝に関する質問を次々にもらい（しかもレベルの高いものばかり），また，そのことを踏まえた上での電解質補正や血圧コンロールについて鋭い問題提起もいただきました．留学中に臨床から離れ，すっかり「基礎研究ボケ」に陥っていた私は，「これは随分と手強いやつに出くわした」と思ったのでした．長澤先生の質問に対して納得してもらえる回答を用意するため，私も随分と勉強することになりました．「基礎研究ボケ」から早く脱することができ，先生にはある意味感謝しています．

当時から長澤先生には実臨床の中で生じる疑問を，そのまま流さずに何とかして解決しようとする姿勢がみえていました．その過程においては，先輩から後輩へと，「何となく」連綿と受け継がれてきた診療「慣習」にも疑問を投げかけ，本当にそれは正当な根拠に基づくものなのかを自問自答していたと思われます．このことは，本書中でも紹介されている，先生が提起したリサーチクエスチョンを検証した臨床研究の成果に表れています．

本文中では様々な診療上の疑問が取り上げられ，それぞれについてていねいな解説がなされています．教科書やガイドラインに記載はないものの，日常診療では大切なポイントが多数挙げられています．また，最近のトピックもきっちり取り上げられており，先生の勉強熱心さが思い出されました．冒頭では，長澤先生が日本腎臓学会「腎生検ガイドブック改訂委員会」の委員として，『腎生検ガイドブック 2020』(東京医学社)の刊行に関わった自負が観てとれると思います．

また，末尾の高カリウム血症や低ナトリウム血症に対する対応についても，非常に実践的で秀逸な解説になっています．

本書は腎臓専門医を目指す医師のみならず，研修医や総合診療医もぜひ手元に置いていただき，自分が診ている患者と照らし合わせながら，折あるごとに見返してもらいたい一冊です．

2022年5月

関西医科大学内科学第二講座　腎臓内科担当診療教授

谷山　佳弘

はじめに

東北大学の腎臓・高血圧・内分泌科の長澤 将（たすく）です．

前著の『Dr. 長澤の腎臓内科外来実況中継』では，ガイドラインなどをベースに標準的な治療を提供できるよう作りましたが，今回の本では一歩突っ込んだ内容を書きました．

「問答」とあるように，よく聞かれる質問で，ガイドラインなどでは答えにくい部分に注目して30の項目を選び出しました（1日一つをしっかり読んでいただければ1カ月楽しめると思います）．

この各章のタイトルをご覧になっていただき，皆様はどのような事を考えているでしょうか？ 日常臨床でなんとなくルーチンで行っていたり，深く考えたことがなかったりするかもしれません．これらテーマは，私が20年間かけてコツコツと調べた文献などを参考に意見をつけています（論文はできるだけ最新のモノを選ぶようにしました）．

本書をオススメする対象としては腎臓内科や透析医療などの専攻医．腎臓内科や透析医療にコミットする看護師，栄養士，臨床工学技士．もっと突っ込んだ話を聞きたい向学心のある方がよろしいかと思います

本書の上梓にあたり，『「論文にしよう！」と指導医に言われた時にまず読む本』，『カニでもわかる水・電解質』『Dr. 長澤の腎臓内科外来実況中継』に続いて編集を担当していただいた中外医学社の岩松宏典様，今回も非常に手間のかかる校正を担当していただいた輿石祐輝様，素敵な装丁を担当していただいた大塚千佳子様に感謝申し上げます．

これまでの本のように7回読んでいただければとは申し上げませんが，ここに書いてある私の意見も鵜呑みにせず，批判的に読んでいただき，さらに勉強して日常臨床のレベルを上げていただければと思います．

2022年5月

長澤　将

目次

参照文献の書誌確認方法

本書では，本文中の参照文献の書誌情報につき，読みやすさの観点から省略して表記しております.

詳細な書誌情報は，章ごとに参照文献一覧としてまとめ，弊社ホームページ上に掲載しておりますので，各章冒頭の QR コード「本章参照文献一覧」からアクセスの上，ご活用ください.

編集部

1

高齢のネフローゼ症候群に対してエンピリカル治療をしてよいですか

Q 糖尿病歴のない80歳代の患者がネフローゼ症候群となったためステロイド治療を開始しましたが，一向に寛解に至りません．どうすればよいでしょうか？

本章参照
文献一覧

Answer: 急激に発症した若年者のMCNS（minimal change nephrotic syndrome: 微小変化型ネフローゼ症候群）などではエンピリカルに治療することはありますが，高齢者であればあるほどきちんとした診断に基づいて治療選択しないと痛い目に遭います．

解説 ネフローゼ症候群は「症候群」ですので，まず「何によって生じたネフローゼ症候群か？」を考えることが大事です．この年齢であれば，頻度的には糖尿病性腎症，膜性腎症（MN），微小変化型ネフローゼ症候群（NCNS）が考えられると思います．**図1** は腎臓学会のレジストリの一次性ネフローゼの年齢と疾患分布です．糖尿病性腎症は二次性のネフローゼ症候群に分類され，一次性より遙かに多いと予想できます（横山 仁，他．日腎会誌．2017; 59: 1042-8）．

糖尿病歴が明らかで，網膜症や神経合併症もあり，経時的に尿タンパクが増えてきているような症例にステロイドを使うことはないと思いますので，この質問では一次性ネフローゼ症候群であった場合にどうするか？　を考える必要があります．**図1** によるとMN，MCNSなどが多いです．国家試験レベルであれば，どちらもステロイドが効くことになりますが，ステロイドが効かない場合にはどうするか？というところまで考えておく必要があります．MNはなかなか寛解しない症例がありますし，MCNSも同様です．

MNについて，有名なRI-CYCLO研究によれば24カ月時点での完全寛解は40%程度ですし，部分寛解でも80%強です **図2**（Scolari F, et al. J Am Soc Nephrol. 2021:ASN.2020071091）．

成人発症のMCNSも治療法によって差はありますが，ステロイド単独群を見るとCRまで50日を要した症例もあります **図3**（Matsumoto H, et al. Intern Med.

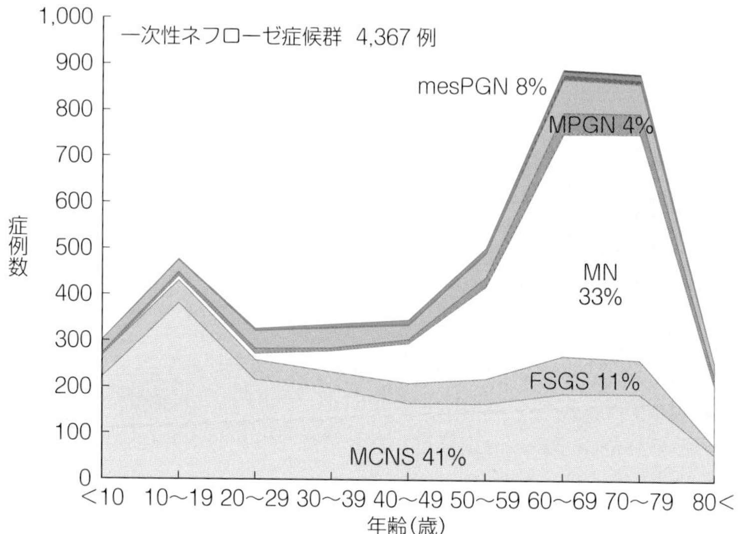

図1 一次性ネフローゼ症候群の病理診断・年齢層分布（2007〜15 年）

MCNS：微小変化型ネフローゼ症候群，**FSGS**：巣状糸球体硬化症，**MN**：膜性腎症，**MPGN**：膜性増殖性糸球体腎炎，**mesPGN**：メサンギウム増殖性糸球体腎炎

（横山 仁，他．日腎会誌．2017; 59: 1042-8）

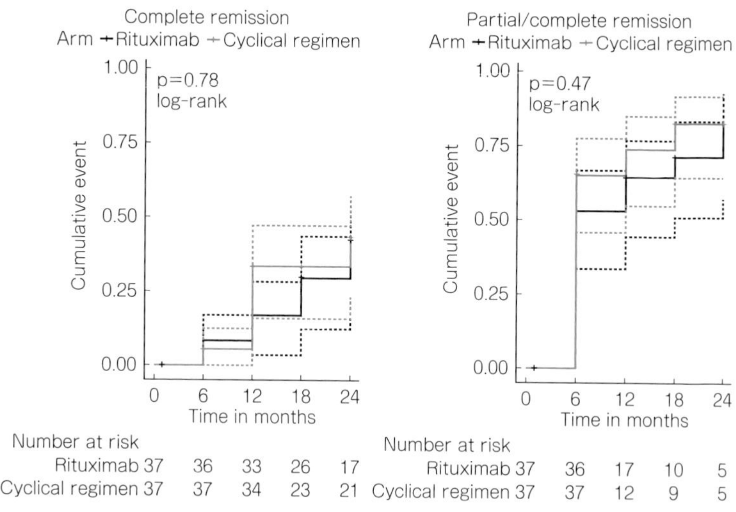

図2 膜性腎症の治療別寛解率

(Scolari F, et al. J Am Soc Nephrol. 2021)

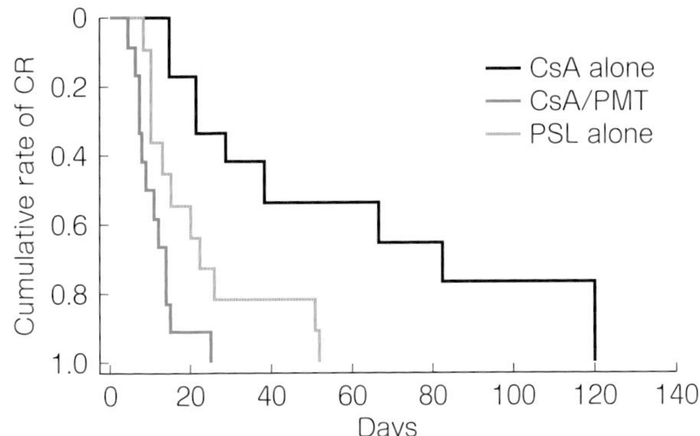

図3 シクロスポリン（Cs）単独，PSL単独，Cs+PML（メチルプレドニゾロンパルス）の累計寛解率（Cumulative rate of CR）
（Matsumoto H, et al. Intern Med. 2004; 43: 668-73）

2004; 43: 668-73）．

アミロイドーシスの場合は，そもそもステロイドに反応することは少ないでしょう（ネフローゼ症候群一般についてですが，入院後に治療開始して尿タンパクが減って喜ぶことがありますが，これは経験上は血圧が下がったためか，病院食によることが多い印象です．なので尿タンパクは入院しただけで減りますが，これが病勢が抑えられているか否かはAlbやTPが上がっていくか？を見ることが多いです．あくまで私見です）．

これらのことから考えるとネフローゼ症候群へのエンピリカルな治療開始は，ステロイドの量が足りないのか？　治療期間が足りないのか？　別の免疫抑制剤を足すべきなのか？　といった問題が次々に生じることが予想され，とてもとても怖くて私は治療開始できません（エンピリカルに治療するとしても，後日腎生検などで確定診断しておきたいところです）．

では，代替案はあるでしょうか？

MNに関しては，抗PLA2R抗体などがあります（2022年5月時点では保険適用ではありません）．こちらは特発性のMNだと特異度が99％であると報告されました（Du Y, et al. PLoS One. 2014; 9: e104936）．ただし，日本人では抗PLA2R抗体の陽性が低く50％前後と言われています（Hihara K, et al. PLoS One. 2016; 11: e0158154. Akiyama S, et al. Clin Exp Nephrol. 2015; 19: 653-60）．

JCOPY 498-22480

ネフローゼで抗 PLA2R 抗体陽性であれば，特発性膜性腎症と判断して治療するというのはありかもしれません（西脇宏樹，他．日内会誌．2020; 109: 910-6）．他にも thrombospondin type 1 domain-containing 7A（THSD7A）や semaphorin-3B, Neural epidermal growth factor-like 1（NELL-1），exostosin 1/exostosin 2 などがありますが血清マーカーの限界はあるでしょう（Alsharhan L, et al. Am J Kidney Dis. 2021; 77: 440-53）．

MCNS については，特異的なマーカーの報告はまだ聞いたことがありません．Selectivity Index で判断できるか？　という話になるかと思いますが，こちらの論文を読んでいただければわかりますが MN と MCNS を鑑別するのは難しい印象です（Nakamura J, et al. Clin Exp Nephrol. 2019; 23: 1196-201）．

FSGS などでは……これも同様の議論になるでしょう．

これらを考えあわせると，高齢者に副作用の多いステロイド治療をエンピリカルに行うのは難しいと思われます．必要に迫られて使う場合，相応の覚悟（副作用の対処を全部自分で引き受ける覚悟）を持って使用する必要があるでしょう．

2
腎生検なしでネフローゼ症候群を治療してよいですか

Q 超高齢者（90 歳代）のネフローゼ症候群ですが，腎生検が困難です．エンピリカルにステロイドで治療してよいでしょうか？

本章参照
文献一覧

Answer: きちんと診断せずに治療を始めて後でグダグダに……というのは避けましょう．腎生検ができない理由はなんでしょうか？

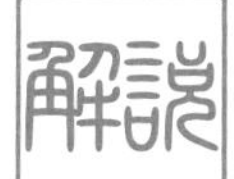
きちんと診断できる担保のない治療は後で非常に困ることになるので避けたほうが無難でしょう．例えば，病理学的な診断なしに白血病の化学療法を選択しませんよね？（多分）．腎臓病でも同様のことがいえると思います（もちろん，肝細胞癌や腎細胞癌など画像診断が進んでいる分野もあります，消化管の内視鏡的画像診断の進歩も目を見張るところがあります）．

腎生検ができないということですが，その前に腎生検のリスクをどれだけ把握できているかを知ることが大事です．また，ネフローゼ症候群に対する免疫抑制療法は専門医が行うべきだと考えているので，それを前提に説明します．

最も問題なのは，部長クラスの責任者が還暦近くで，腎生検のリスク評価を 2004 年の『腎生検ガイドブック』によって行っているか，もしくはそれ以前に感覚的に行っているような場合です．

現在は腎生検をバイオプシーガンで行っていますが，以前はシルバーマン針で用手的に生検を行っていました．過去のガイドブックは穿刺のクオリティがバラついていた時代を背景としていることに留意して読む必要があります．現在は絶版となり入手困難な 2004 年版は科学的内容よりもエキスパートオピニオンで構成されている部分が多いといえます．それしか読んでいない方は，2020 年に刊行された『腎生検ガイドブック 2020』を読み込んでください※・※※．

最新のガイドブックに載っている内容をふまえながら診断と合併症のメリットを

※ 日本腎臓学会腎生検ガイドブック改訂委員会，編．腎生検ガイドブック 2020．東京：東京医学社．2020．以下，単に「腎生検ガイドブック 2020」といいます．

考えていくわけですが，「診断は積極的に行わないのに治療はやたら積極的」という人がかなりいる点も懸念しています．

腎生検の合併症について，ガイドブックにはアンケートベースでは肉眼的血尿が2.6%，一過性低血圧が0.83%，輸血が0.62%，膀胱タンポナーデが0.004%，カテーテルによるインターベンションが0.17%とあります．針を刺しますので，当然ながらゼロリスクにはなりません（数値は腎生検ガイドブック2020．P.57）．

腎生検を行うことと，エンピリカルに治療することで高齢者を免疫抑制状態にして怖い感染症を起こすリスクとを天秤にかける必要があります．

しかし，少なくとも腎生検なしにネフローゼの原疾患が何なのかを議論することはできませんし（診断に近づくことはできても，確実な診断にはたどり着きません），様々なマーカーがあるにせよ，まだまだ腎生検での確定診断とマーカーを突合していくような段階です（Q1でも述べました）．腎生検の病理組織診断なくして腎臓病のケースレポートが成り立つとはとても思えません．

これらを十分に咀嚼したうえで，腎生検を行わずに治療するかどうかを決めるのが重要だと思います．

ちなみに，腎生検に積極的ではない人は「腎生検をしない理由をごまんと持ってくる」ので，議論しないことが賢明です．時間の無駄です．後の章（Q3）でも述べますが，こちらの提案が科学的に妥当だったとしても彼らの気分的な理由が優先されてしまいます．

※※ 何故「腎生検ガイドブック」であり「腎生検ガイドライン」ではないか？

ガイドラインとは何か？と言う事を知っておく必要があります，例えばこちら

健康に関する重要な課題について，医療利用者と提供者の意思決定を支援するために，システマティックレビューによりエビデンス総体を評価し，益と害のバランスを勘案して，最適と考えられる推奨を提示する文書（Minds診療ガイドライン作成マニュアル編集委員会．Minds診療ガイドライン作成マニュアル2020 ver.3.0．公益財団法人日本医療機能評価機構EBM医療情報部．2021．3頁）．

こうなるとシステマティック・レビューとは何かという話になりますが，こちらは「システマティック・レビューとは，明確に作られたクエスチョンに対し，系統的で明示的な方法を用いて，適切な研究を同定，選択，評価を行なうことで作成するレビューを言う」とあります（「日本疫学会，監修，横山徹爾．はじめて学ぶやさしい疫学，改訂第2版．東京：南江堂，2010；p71-80」）．コクランのこのwebページもご覧ください〈https://www.cochrane.org/ja/our-evidence/what-are-systematic-reviews〉．こうなると質の高いエビデンスが重要視されます．となると腎生検などではRCTなどはほぼ不可能なために，科学的に質の高いものが少なくなってしまいます．と言うわけで「ガイドブック」なわけですが，臨床的な重要度とは別だととらえていただくのがよいでしょう．

和田隆志，坂井宣彦，編．腎臓内科Controversy．東京：中外医学社，2021．のP.298-302の「41：実臨床において，ガイドラインのCQとその推奨はどのように利用すればよいですか？」も読んでいただくのがよいと思います．

3

皆さんの施設では腎生検後の安静をどうしていますか

Q 腎生検を行ううえで，安静解除はどのようにされていますか？

本章参照
文献一覧

Answer：私の施設では，大体２時間ほどベッド上で安静にしてもらい，その後安静解除としています．

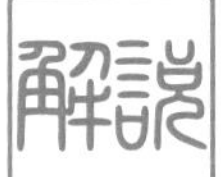

腎生検を行ううえで，あらかじめ患者に説明を行い同意を得ますが，その際もきちんと腎生検のリスクを理解しておく必要があります（Q2で紹介した『腎生検ガイドブック2020』が役に立ちます）．私が外来で患者さんから聞かれる質問は大体下記のようなものです．

・痛いですか？
・おしっこの管を入れますか？
・ずーっとベッドに横になっていなければならないとネットで見ましたが…….

これらの質問に対して，私はこのように答えています．

・痛いですか？
　→「しっかり局所麻酔をします．痛みがある場合は麻酔薬を足すので安心してください」
・おしっこの管を入れますか？
　→「原則入れません．希望があった場合や，目に見える血尿があった場合は考慮します」
・ずーっとベッドに……
　→「当院では午前中に検査をして，昼ご飯まではベッドで横になっていてもらいますが，昼ご飯は起きて食べてもらいます．初回のトイレは看護婦さんが付き添います．次の朝までは，立って歩くのはトイレに行くときぐらいにしてください」

このように話すと患者さんの表情も和み，かなり安心してもらえるようです．安静度に関しては，ベッド上安静2時間 vs 7時間では合併症が増えず，腰痛などの訴えが減った（7.5% vs 21.1%）という報告があります（Ishikawa E, et al. Clin Exp Nephrol. 2009; 13: 594-7）．腎生検後の出血合併症の大半が24時間以内に生じるので，24時間はトイレ歩行程度の安静度を保つというのは妥当だと思います．施設によっては，「生検直後は足を動かしてはいけない，2時間後に穿刺側の逆の足を動かしてよい，4時間後に逆の足も動かしてよい」なんてところもあるようですが，足を動かした程度で出血するんですかね……？　また，横になって食事をする場合の誤嚥のリスクや，患者のQOL低下が軽視されている印象もあります．砂嚢（sand bag）についても文献上は見当たりませんし，「さらし」による圧迫も同様です．次に述べる圧迫と同程度かと思います．

Q 腎生検後の手技（穿刺後の圧迫，止血剤）についてはどうでしょうか？

Answer：私の施設では，穿刺後の圧迫はルーチンには行っていません，止血剤（アドナ®，トランサミン®）もルーチンに使用していません．

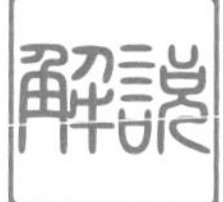
穿刺後は圧迫することが多いと思いますが，この慣習に疑問を持っていて調べたところ，ルーチンの圧迫は血圧低下（恐らく迷走神経反射）を増やすが，CTで測定した出血量は10 mL強減った程度であったということがわかりました（Takeuchi Y, et al. Clin Exp Nephrol. 2018; 22: 1100-7）．

小児ではエコープローブにより合併症が減ったという報告があります（Alotaibi M, et al. Pediatr Radiol. 2011; 41: 362-8），これは小児の体格的に肥満が少なく圧迫が効果的だったからでは？　と考えられます（ですから，症例を選んで圧迫するのならばよいのかもしれません．背中を圧迫して，出血点をピンポイントで押さえるのは，かなりの痩せ型じゃないとできない気がします）．

我々の論文では，エコー＆バイオプシーガンによる経皮的腎生検の出血量の中央値は38 mLで，ヤクルトの半分程度であるという報告も行っています 図1（Chikamatsu Y, et al. Clin Kidney J. 2017; 10: 9-15）．

この報告では，以前からリスクファクターと言われていた女性，貧血，血圧の高

JCOPY 498-22480

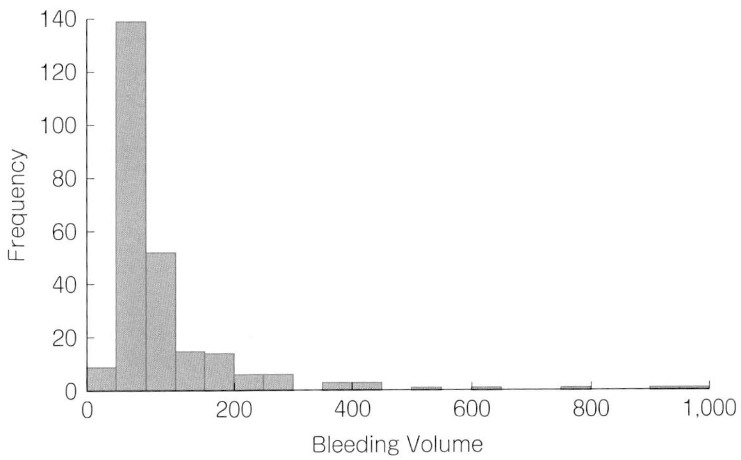

図 1 腎生検後の出血量のヒストグラム
(Chikamatsu Y, et al. Clin Kidney J. 2017; 10: 9-15)

低，腎臓のサイズはいずれも出血量に関連せず，穿刺回数 4 回以上だけが出血量を増やすリスクであったことがわかりました．

10 mL や 40 mL の出血についてはどう捉えるべきでしょうか．10 mL 程度の採血はしばしば行われていますし，過少月経は 20 mL 以下，過多月経が 150 mL 以上であることを考えると，侵襲的手技であることを除けば健康上それほど問題のある量ではないと感じます．我々の論文は「出血量」に注目していますので，体格の小さい高齢者や女性は循環血漿量が少ないために合併症が起こりやすいでしょうし，GFR が低いような症例では腎臓も萎縮していることが多いでしょうから，腎性貧血でベースラインが低い可能性があり，それにより合併症が増えると解釈しています（研究ごとに合併症の発生率が異なるのは判断基準が違うと捉えています）．

他にも，アミロイドーシスでは出血合併症が多いという話をよく聞きますが (Eiro M, et al. Clin Exp Nephrol. 2005; 9: 40-5)，むしろ出血合併症を増やさないという報告があります (Fish R, et al. Clin J Am Soc Nephrol. 2010; 5: 1977-80. Altindal M, et al. Nephron. 2015; 131: 17-22)．

他に，RPGN（rapid progressive glomeluronephritis）や AKI（acute kidney injury）でも合併症を増やさないという論文 (Töndel C, et al. Clin J Am Soc Nephrol. 2012; 7: 1591-7) もあります．

TAE（transcatheter arterial embolization）になった症例では明らかな背景が

なかったというアンケートベースの我々の報告もあります（Kawaguchi T, et al. Clin Exp Nephrol. 2020; 24: 389-401）.

止血剤についても，多くの施設で使われる腎生検時のアドナ®についての論文（沈 載紀，他. 日腎会誌. 2020; 62: 45-51）などを読んで，考えを深めておくのがよいでしょう（私はアドナ®もトランサミン®もルーチンでは使いません，出血した場合に検討する程度です）.

これらを考え合わせた私の意見は，「術前・術中に出血をきたすかという予想は困難なため，術後に出血を示唆する所見が出たときに速やかに対応できる用意を十分に行っておく」ことです.「何かあったらどうするんですか？」と聞かれたときには「出血が示唆されたら，エコーで確認. Hb も確認. 大きな出血（って曖昧ですので），腎臓の容積は身長 1 m あたりだいたい 100 mL 程度なので腎臓と同じくらいの血腫だと判断した場合には大量出血とみなして造影 CT を考慮. 輸血も用意します. 明らかな extravasation がある場合には放射線科に相談します」と答えています.

患者さんに対しては，上記に加えて「腎生検の出血はヤクルト半分程度なので，それほど心配ありませんが，たまに牛乳パック 1 本分くらい出血することもあります. ほとんどは検査後 24 時間以内に生じるので，入院して我々が近くにいる状態で行いましょう. 術後に痛みが出たり，ふらふらする場合には出血を疑って臨時でエコーと採血を行います. 腎臓の大きさは自分の握りこぶしくらいの大きさですが，それと同じくらい出血したと考えたときは造影 CT で出血点を確認して次の対応を考えます」と説明しますが，これでだいたい納得していただけます.

なぜそんなに腎生検をしたいのか？と言う意見もあるかと思います. 私は後期研修当時，日本で一番腎生検をしていた仙台社会保険病院（現: JCHO 仙台病院）での研修を受けました. また，日本で初めて腎生検をした木下康民先生（長澤俊彦. 日腎会誌. 2007; 49: 4-7）の息子の木下康通先生（現: 泉ヶ丘クリニック）が石巻赤十字病院の指導医であったことにご縁を感じます. これまでキチンとした診断がされずに免疫抑制剤（主にステロイド）の副作用で苦しんでいる患者を診てきたことから，キチンとした診断なしに治療することは慎みたいと心に決めているためです. このあたりはご自身の主義があるでしょうからあくまで私のポリシーということで.

4
MCNSの再発についての免疫抑制剤の量はどうしていますか

Q 微小変化型ネフローゼ（MCNS）で寛解維持されており，PSL減量をしていましたが，定期受診時に尿タンパクが1.2 g/gCre，Alb 4.2 → 3.6 g/dLであり再発を疑っています．ガイドラインには，寛解導入などのことは書いてありますが，維持期の再発の対応などは余り書いていないようです．皆さんどのようにされているでしょうか？また，入院を考えるタイミングもご教授ください．

本章参照
文献一覧

Answer: PSL＝30 mg/日まで増量して，1-2週間後に再来．寛解に入らないときは入院を検討します．

解説 非常に良い質問で，ガイドラインをかなり読み込まないとできない質問だと思います．たしかにガイドラインには寛解導入の薬剤選択や寛解維持療法の免疫抑制剤の目標値などはありますが，再発時にどうするか？ということはほとんど書かれていないように思います．

免疫抑制剤は「始めるのは簡単だけど，減量や中止の出口戦略は難しい」です．

具合の悪いときや病勢が強いときにはイケイケドンドンで免疫抑制剤を追加しますが，寛解導入が終わった後の外来でのマネージは別の大変さがあります．加齢による影響，寛解しきれなかった後に残る臓器障害，免疫抑制剤による易感染性，ステロイドによる糖尿病や骨粗鬆症の影響……とあげたらキリがないです．

大分話がずれてしまったから，本題に戻って「MCNS再発症例についての免疫抑制剤の導入についてです」．私の知る限り，どのような患者が再発しやすいかを示した明確な文献は見たことはありません．

頻度については，成人発症では半数が再発したと報告があります（Nakayama M, et al. Am J Kidney Dis. 2002; 39: 503-12）．

JCOPY 498-22480

では，再発したときどうするか？となると，各施設の判断ですが，個人的には，

PSL＝30 mg/日で 2 週間後に再診

というプランをとることが多いです.「15 mg でも 20 mg でも体重あたり 0.5 mg/kg でもないですか？」と聞かれますが，これまでの経験上，外来で使える上限はこのくらいかと思っています．個人的な好みになりますが，十分に効くであろう量を使って病勢をコントロールしたい（ステロイドの量が少ないのでは？という懸念を減らしたいためです．効かないから徐々に増量というプランは恐ろしくて取れません）.

これに加えて，

「次の外来で寛解に入っていたら，PSL 漸減していきます．尿タンパクが横ばいないし悪化した場合は入院して加療します」

と患者さんに伝えます.

入院で何を行うのかといえば，

・浮腫の管理
・免疫抑制剤の検討（シクロスポリンやリツキシマブまで入れるか？）
・再生検の検討

MCNS ですと，「病歴から明らか」という理由で腎生検されていない場合があります．再発を繰り返す症例の中には，巣状分節性糸球体硬化症（focal segmental glomerulosclerosis: FSGS）や膜性腎症が隠れていたりするので，この場合はきちんと診断して別のプランが必要になります.（もちろん糖尿病性腎症の時だってあります）.

他に入院の考慮が必要な状況としては，

・急性腎障害の合併
・動脈血栓，静脈血栓
・体重 5%を超える浮腫コントロール
・ステロイド糖尿病の悪化のためのインスリン導入

あたりになります．逆に言えば，これらの懸念がない人は外来で管理できると思います.

Q ステロイド維持量はどのくらいが良いですか？

Answer: これは極めて難しい問題です．結論からは，「個々の症例について検討するしかない」ということになります．

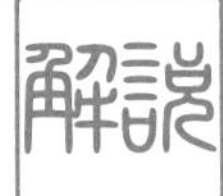

海外のANCA関連血管炎の論文などでは驚くほど早く減量されていたりしますが，再発が多い印象を持っています．例えばRAVE試験ではflareがない場合には5カ月でステロイドが中止となっています（Stone JH, et al. RAVE-ITN Research Group. N Engl J Med. 2010; 363: 221-32）．RITUXIVUS試験では半年で5 mg/日，18-24カ月で5→0 mg/日とあります（Jones RB, et al. European Vasculitis Study Group. N Engl J Med. 2010; 363: 211-20）．私の界隈では，血管炎でステロイドを中止という症例にはほとんど出会いません．

私はステロイドは半年で0.1 mg/kg以下を目指します．若年者であれば1 mgの差でも1年で365 mg，3年で1,000 mgを超えてきますので影響は大きいと考えているからです．代謝的な影響だけではないことはこちらのGlucocorticoid Toxicity Index（GTI）をみていただければと思います．この表1にあるようなことは常に気にしながら診療する必要があるでしょう（Miloslavsky EM, et al. Ann Rheum Dis. 2017; 76: 543-6）．

そうなると，私のPSL 0.1 mg/kg/日の目標が妥当なのかといつも考えます．最近のSLEの論文では維持量のプレドニゾロンが平均値として5-6 mg/日とありますので，私の目標はそれほど外れていなさそうかな，と思っています（Hanaoka H, et al. Intern Med. 2019; 58: 1257-62）．では，積算量ではどうでしょうか？こちらもSLEですが，通算で20g以上で大腿骨頭壊死が増えたとあります（Kwon HH, et al. Lupus. 2018; 27: 1644-51）．

そうなると，寛解を維持できる最小限で1 mgでも減らすという戦略が大事になってきそうです．

腎臓内科の分野ではリツキシマブ単独でMCNSを維持できている論文などもありますし（Fujimoto K, et al. Clin Nephrol. 2021; 95: 29-36）．

なんとなくステロイド5 mgを使っている場合には，患者の事を考えて少しでも減らすのが大事だと思っています．

JCOPY 498-22480

表1 **Glucocorticoid Toxicity Index（GTI）**

BMI（18.5-24.9 kg/m^2）	
改善	−8
変化なし	0
正常範囲の2から4.9の増加	21
正常範囲から5から8の増加	36
耐糖能（HbA1c<5.7%）	
改善	−8
変化なし（HbA1c<5.7%あるいは10%以下の悪化，血糖降下薬変化無し）	0
悪化（HbA1c>5.7%かつ10%以上の悪化，血糖降下薬変化無し）	32
治療にかかわらず悪化（HbA1c>5.7%かつ10%以上の悪化，血糖降下薬の増加）	44
血圧（120/85 mmHg，10%以内）	
改善	−8
変化なし	0
悪化	32
治療にかかわらず悪化	44
脂質（ベースラインからLDLの変化率．10%以内）	
改善	−9
変化なし	0
悪化	10
治療にかかわらず悪化	30
骨密度（3%の変化）	
改善	−1
変化なし	0
低下	29
ミオパシー（機能的問題が生じるのが中等症）	
なし	0
軽度のミオパシー	9
中等度以上のミオパシー	63
皮膚毒性（尋常性ざ瘡，あざができやすい，多毛，萎縮／皮膚線条，びらん／潰瘍	
なし	0
軽度の皮膚毒性	8
中等度以上の皮膚毒性	26

表1 つづき

精神症状（不眠，躁鬱，認知症）	
なし	0
軽度の精神症状	11
中等度以上の精神症状	74
感染症	
なし	0
陰部ペルペスやカンジダ症	19
Grade3 以上感染症副作用	93
副腎不全	
消化管潰瘍や穿孔	
骨頭壊死，腱断裂	
中心性網膜炎，眼圧の上昇，後嚢下白内障	

（Miloslavske EM, et al. Ann Rheum Dis. 2017; 76: 543-6 を参考に作成）

5

尿タンパク陽性は紹介したほうがよいですか

Q 健診で尿タンパク陽性を指摘．再検も陽性．2カ月後に当院受診し再度陽性．本人に自覚症状はなく，既往歴も特にありません．BMI 30程度の肥満があり，気になる点としてはAST/ALTが正常範囲の2倍程度の肝機能障害を認めました．このような繰り返しの尿タンパク陽性の場合は早急に腎臓内科への紹介を検討したほうがよいでしょうか．

本章参照
文献一覧

Answer: タンパク尿を診たら腎臓内科への紹介をお勧めします．

解説 腎予後を決める大事な要素のひとつは尿タンパクです．尿タンパクが多ければ多いほど腎予後は悪くなります 図1．ですから早期から介入して治せるものは治す，コントロールすべきものは何としてもコントロールすることが腎臓を守るうえで重要です．

図2 のように尿タンパクが陽性になると死亡率も上がってしまいます（Nagai K, et al. PLoS One. 2019; 14: e0223005）．

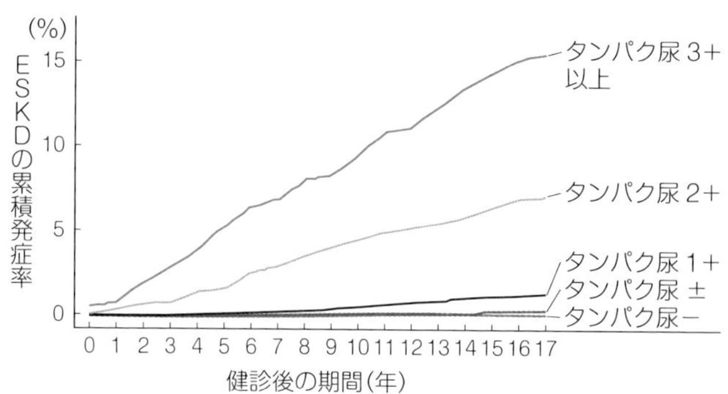

図1 尿タンパクと末期腎不全の累積発症率

（Iseki K, et al. Kidney Int. 2003; 63: 1468-74. 日本腎臓学会，編. CKD診療ガイド2012. P.8を参考に作成）

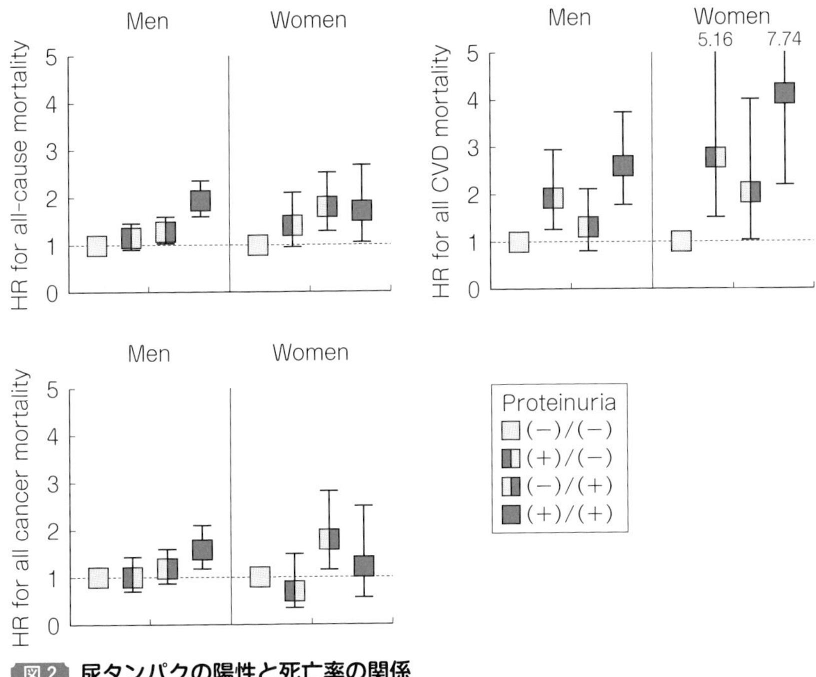

図2 尿タンパクの陽性と死亡率の関係
(Nagai K, et al. PLoS One. 2019; 14: e0223005)

2型糖尿病においてはタンパク尿を出さないことが極めて重要です 図3 (Yamanouchi M, et al. Diabetes Care. 2019; 42: 891-902).

やはり，腎予後生命予後の観点から尿タンパク危険といえそうです．とはいえ，1回目の診察でいきなり「専門医に紹介するよ」というと患者さんもびっくりするでしょうから，本症例のような場合は体重を半年間で3〜5%減らすように指導し，「体重が減っても尿タンパクが残るようなら（0.5 g/gCre以上）専門医を受診しましょうね」のように話しておくと抵抗なく受診してくれることが多いです．

尿タンパクについて，クレアチニン（Cr）で除した（g/gCre）で0.5 g/gCreを超えている場合には紹介をお勧めします．詳細は 図4 を参照してください．

肝機能障害が直接腎機能障害を起こすことは稀な印象です．もちろんB型肝炎に絡む膜性腎症や，C型肝炎に関係するクリオグロブリン血管炎など珍しい病気もあるかもしれませんが，通常は単純な肥満関連腎症を一番の念頭に置きます，IgA腎症が隠れている場合などもありますので，上記の指導で尿タンパクが減らない場合にはぜひ腎臓内科へご紹介ください．

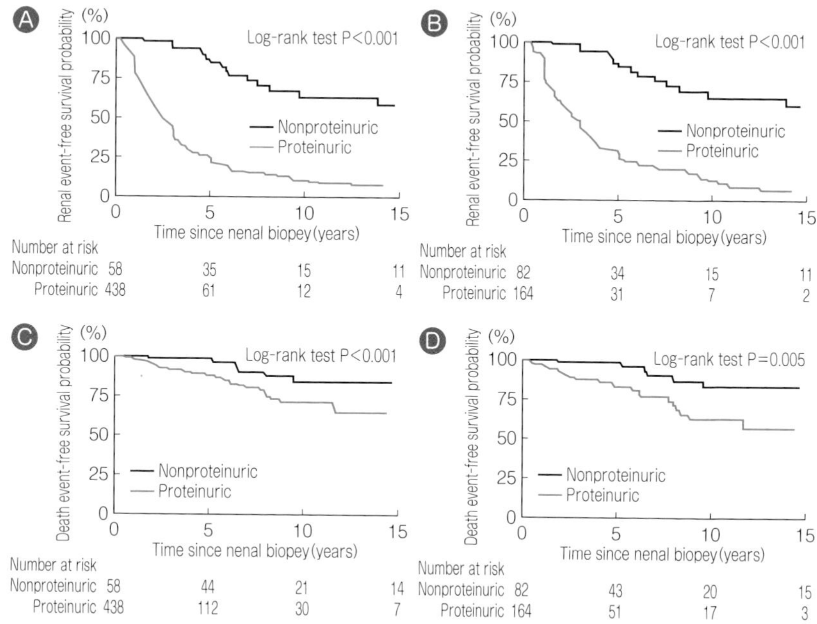

図3 腎生検後の尿タンパクなし群と尿タンパクあり群の各種イベントの比較

(Yamanouchi M, et al. Diabetes Care. 2019; 42: 891-902)

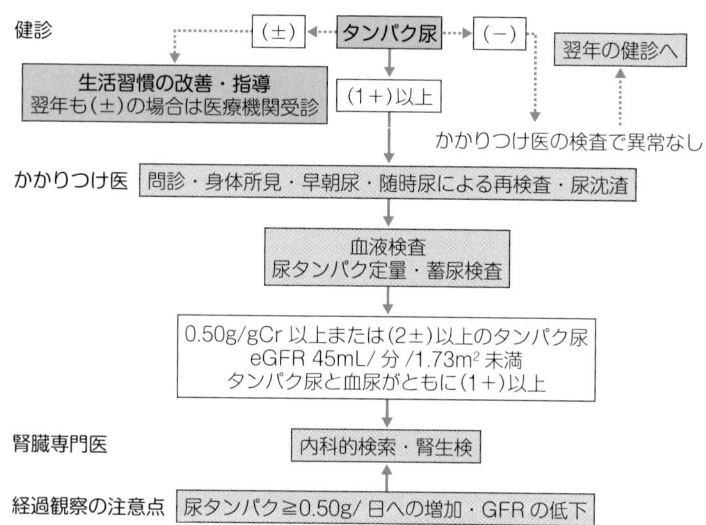

図4 タンパク尿および血尿+タンパク尿の評価法

(日本腎臓学会腎臓病対策委員会　腎健診対策小委員会. 日腎会誌. 2017; 59: 38-42 を参考に作成)

JCOPY 498-22480

尿の pH が低いときは尿タンパクが偽陰性になりますが，それは，pH<3.0 のときであり，生理的には尿は pH<4.5 にはならないのでそれほど心配はいりません（pH が 1 違うということは，水イオン濃度が 10 倍違うということですから，腎臓が頑張ってもそこまで不揮発性の酸は排泄できません）．

逆に pH>8.0 は偽陽性になることがあります（ウラリット®や炭酸水素ナトリウムを飲んでいる状況などで起こりえます）．

Q 尿が濃いときには尿タンパクの±が多くないですか？

Answer: 濃い尿というのは医学的に判断が難しいので高比重ととらえますが，その理由は塩分濃度が高いことにより，試験紙に塗ってあるクエン酸で緩衝できる範囲を上回るためです（pH でタンパクを検出しています）．その他，造影剤などで偽陽性の影響を受けることがあります．

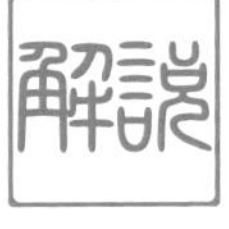

このあたりのことを知っておくのがよいと思いますが，医療機関であれば，「尿タンパク・クレアチニン比」を測るのがベストです（健診で引っかかった人をもう一度試験紙でスクリーニングする必要はないと思います）．

参考文献

遠藤知美，古宮俊幸，米本智美，他．比重を加味した尿蛋白定性試験陽性度判定の有用性．日腎会誌．2008；50：934-41．

鈴木優治．試験紙法による尿蛋白質定性における pH 変化による測定誤差．BUNSEKI KAGAKU. 2008; 57: 755-62.

6
IgA 腎症を疑う検査値などはあるでしょうか

Q 腎生検前の段階で，IgA 腎症を疑わせる検査所見というものはあるでしょうか？ 感冒後の肉眼的血尿などの病歴ではなく，検査所見で疑うものがあれば教えてください．

本章参照
文献一覧

Answer: ガイドラインなどでは，IgA 値や IgA/C3 などが鑑別に有効であると書かれていますが，いずれも感度が低く，実際はそれほど重要ではありません．あくまで無症候性の血尿や，徐々にタンパク尿を伴ってくる場合などが IgA 腎症を疑う病歴となります．

解説

残念ながら術前確率を上げる検査値は見当たりません．

例えば，下記の論文によると IgA 腎症と診断されている症例において血清 IgA 値をカットオフにすると，感度が 74%，特異度 54%，IgA/C3 値をカットオフにすると感度が 79%，特異度が 61% となり，若干感度が上がるものの，スクリーニングとしては不十分な値です（網羅的に採血して検査値を数学的に組み合わせたほうがもっと感度の良いものがでてくるかもしれません）(Tomino Y, et al. J Clin Lab Anal. 2000; 14: 220-3)．

こちらの論文では，尿沈渣による赤血球，タンパク尿＞0.3 g/ 日，IgA＞315 mg/dL，IgA/C3 比＞3.01 の組み合わせで有用だという話があります **表 1** (Maeda A, et al. J Clin Lab Anal. 2003; 17: 73-6)．

これなら結構良さそうですね．しかし，あえてこれを実臨床で行う必要はないでしょう．

ここは健診での血尿や徐々に尿タンパクが出てきたという事実で術前確率を上げて専門医に紹介，でいかがでしょうか？

現時点（2022/5 月時点）では，IgA 腎症は腎生検でのみ診断できます．しかも，腎生検では IgA 腎症の確定診断だけではなく，重症度分類などに含まれる硬化糸球体の割合や間質障害の程度の判断も入ってきます（さらにいえば，血管などの評

JCOPY 498-22480

表1 臨床的マーカーの数と腎疾患の相関関係

Group	3つあるいは 4つのマーカー	1つあるいは 2つのマーカー
IgA nephropathy (n=100)	82[a]	18
Non-IgA nephropathy (n=100)	35	65

[a] χ^2=43.579. P<0.001 vs. non-IgA nephropathy.
(Maeda A, et al. J Clin Lab Anal. 2003; 17: 73-6)

価も行うことができます).

そのため，専門医の我々からみると腎生検の有用性は十二分にあると考えます.

改めて，質問者が術前確率を上げたい理由を考えてみると,

- 純粋な学問的興味……OK です．ぜひいろいろ考えてみてください.
- 腎生検をできないときのバックアッププラン……これもありだと思います．ただ確定診断なしに治療するというのは好みではありません.
- 腎生検をしたくないための理由として……腎生検のリスクをもう一度確認してください（Q3 参照).

IgA 腎症は，早期に診断できれば腎予後の良い疾患です．そのために積極的に診断治療する必要があります．特に重要なのは，検尿異常が健診で初めて見つかってから 3 年以内にステロイドパルス＋扁桃摘出を行った場合の寛解率は 90%程度，という報告です（先輩の家入伯夫先生の論文です）(Ieiri N, et al. Contrib Nephrol. 2007;157:104-8).

せっかくなので，IgA 腎症の治療の歴史について大まかにまとめておきましょう（専門医向けの内容です)．ステロイド治療については，こちら二つの論文が有名です (Kobayashi Y, et al. Nephron. 1996; 72: 237-42. Pozzi C, et al. Lancet. 1999; 353: 883-7).

この後，恩師の堀田修先生（現：堀田修クリニック，仙台市若林区）が，ステロイドパルス＋扁桃摘出が尿所見正常化に有効と報告しました (Hotta O, et al. Am J Kidney Dis. 2001; 38: 736-43)．その後，これまた恩師の佐藤光博先生（現：JCHO 仙台腎センター部長）による Cr<2 mg では末期腎不全への進行抑制効果があるという報告も重要です (Sato M, et al. Nephron Clin Pract. 2003; 93: c137-45)．また，宮崎真理子先生（現：東北大学病院）の尿タンパク 1 g 以上の症例でも有効などの報

告があり（Miyazaki M et al. Contrib Nephrol. 2007; 157: 94-8）．これらの論文を受けてRCTが行われたが，尿所見の改善には有効なもののCrの倍化を評価するには観察期間が短く（平均4.5年），確認できなかった点が課題に残ります（Komatsu H, et al. Clin J Am Soc Nephrol. 2008; 3: 1301-7）．その後，扁桃摘出＋ステロイドパルスがRCTで有効であると示されたのが以下の論文です．タンパク尿の減少には有効だが，尿所見の改善とeGFRの変化には差がないと考えられています（私としては観察1年と期間が短かったので，もう少し観察してほしかった．Kawamura T, et al. Nephrol Dial Transplant. 2014; 29: 1546-53）．このあたりで，日本から尿タンパク＜1.0g/日のIgA腎症に有効と報告があり，息を吹き返します（Komatsu H, et al. Clin Exp Nephrol. 2016; 20: 94-102）．同時期に，ある程度間質障害があるようなIgA腎症でも有効だという報告が出てきます（Miyamoto T, et al. Clin Exp Nephrol. 2016; 20: 50-7）．

さらに尿タンパクの多い（約2 g/gCre）IgA腎症に対しても扁桃摘出＋ステロイドパルスはステロイド内服単独よりも良さそうだという報告がありました（Hoshino Y, et al. Clin Exp Nephrol. 2017; 21: 617-23）．

さらに治療後6-7年から腎予後が有意に良くなりそうだとわかってきました（Hirano K, et al. JAMA Netw Open. 2019; 2: e194772）．

さらに，最近の論文では，扁桃摘出＋ステロイドパルスはやはり長期では腎予後に良さそうだということがサポートされています（Kumon S, et al. Clin Exp Nephrol. 2020; 24: 295-306）．

ステロイドパルスが3クール必要か？　という問題については次の論文をどうぞ．回数よりは尿所見の改善が大事なのでは？と結論づけられています〔Moriyama T, et al. Clin Exp Nephrol. 2021; 25: 19-27. Watanabe-Kusunoki K, et al. Medicine (Baltimore). 2021;100:e27778〕．

こちらの論文でもIgA腎症に対する治療早期の尿タンパクの減少が腎機能低下速度と関連する（尿タンパクが少なくなるほうが腎機能を温存できる）とされています（Inker LA, et al. Am J Kidney Dis. 2021; S0272-638600502-3）．

以前は扁桃摘出に対して厳しい意見だったKidney Internationalも，最近はある程度，扁桃摘出を評価しています（Trimarchi H, et al. Kidney Int. 2019; 95: 750-6）．

2020年末時点で血液透析に導入される患者の平均年齢が70.9歳であること〔わが国の慢性透析療法の現況（2020年12月31日現在）〕や，厚労省から出された令和2年簡易生命表の概況において70歳での平均余命が男性で16.2年，女性で20.5

年であることなどから，どの年齢まで扁桃摘出＋ステロイドパルスを行うか考える必要もでてきます（余談ですが，平均寿命というのは 0 歳の人の平均余命ですので，平均寿命によって高齢者の余命を測ることはできません．平均余命で考えたほうがよいでしょう）．

このように書くと，扁桃摘出＋ステロイドパルスで尿所見の寛解を目指すことが全て，というような印象に受け取られてしまいそうですが，RAA 系降圧薬などを軸にした血圧治療なども重要であることは忘れてはなりません．

さらに最近では DAPA-CKD の IgA 腎症の患者の解析で有効性が示されています（Wheeler DC, et al. Kidney Int. 2021; 100: 215-24. Barratt J, et al. Kidney Int. 2021; 100: 24-6）．

参考文献：

成田一衛，監修．厚生労働科学研究費補助金難治性疾患等政策研究事業（難治性疾患政策研究事業）難治性腎障害に関する調査研究班．エビデンスに基づく IgA 腎症診療ガイドライン 2020．2020.
富野康日己．IgA 腎症を診る 改訂 2 版．東京：中外医学社．2020.
堀田 修．IgA 腎症の病態と扁摘パルス療法．東京：メディカルサイエンスインターナショナル．2008.
川村哲也，鈴木祐介，編．富野康日己，監修．IgA 腎症の病態と治療．東京：中外医学社．2019.
湯村和子．IgA 腎症の臨床．東京：東京医学社．2018.
片渕律子．IgA 腎症診断 Navi．東京：メジカルビュー社．2013.
堀田 修．IgA 腎症の病態と扁摘パルス療法 第 2 版．東京：メディカル・サイエンス・インターナショナル．2022.

7

CKD へ RAA 系降圧薬の使い方と，使い分けを教えてください

Q CKD 患者に RAA 系降圧薬を使おうと思いますが，使い分けのコツなどあるでしょうか？

　また，Cr や K が動いて薬を使いにくい症例の場合はどうすればよいですか？

本章参照
文献一覧

Answer：使い方のコツは 3 つあります．

① 最大量の 1/4 から開始する

② 開始 2 週間後に受診してもらい，腎機能，血清カリウム（K）値をチェックする

③ その後最大用量まで増やす（Cr や K が上昇するときは，前の量に戻す）

解説 RAA 系降圧薬が必須な疾患は，

・糖尿病

・心筋梗塞後

・心不全

・慢性腎臓病（ステージが高いほど，尿タンパクが多いほど恩恵を受ける）

であることをまず押さえておいてください（もっと詳しく勉強したい方は，循環器学会，腎臓学会，糖尿病学会，高血圧学会，脳卒中学会のガイドラインを熟読するのがお勧めです）．

　これらの疾患のない高齢者などには無理に RAA 系降圧薬を使わないという選択肢もあります．ただし，上記の疾患はコモンディジースなので，上手な使い方を覚えておく必要があるでしょう．

　まず心筋梗塞後や心不全後は，急性期病院で専門医が導入した RAA 系降圧薬を引き継いで治療することが多いと思いますが，この場合は上記のポイントを押さえておけば大丈夫です．

　糖尿病はどのステージであっても，禁忌がなければ RAA 系降圧薬を入れたほうがよいです．慢性腎臓病もほぼ同様で，先ほど述べたようにステージが高いほど，

尿タンパクが多いほど恩恵を受けますが，Cr や K のコントロールが難しいことが多いので，自分が許容できる範囲で行うのがよいと思います（ただし，RAA 系降圧薬を入れるメリットは大きいので，自分で許容できない場合は専門医と連携をとるのがよいでしょう）．

実臨床で重要なのは「シックデイルール」です．

脱水→ RAA 系降圧薬→ AKI というケースをしばしば経験するので，食事がとれないときは RAA 系降圧薬をいったん中止する，収縮期血圧 110 mmHg 未満の時は中止する，といった約束をしておくと使いやすいでしょう．

他に覚えておいたほうがよいのは，Cr が上昇すると心血管イベントや死亡率が上昇することが知られるようになった 表1 ので（Fu EL, et al. Clin J Am Soc Nephrol. 2019; 14: 1336-45），そのような症例は手を出さないほうが無難です 表1．

K が上昇する場合は，K 吸着薬を飲ませながら続けるというのが最近のトレンド 図1 です（Ferreira JP, et al. J Am Coll Cardiol. 2020; 75: 2836-50）．

表1 RAA 系降圧薬導入後の Cr の上昇と死亡率，心不全，末期腎不全のリスク
（Fu EL, et al. Clin J Am Soc Nephrol. 2019; 14: 1336-45 より改変）

血清 Cr の増加	死　亡	心不全	末期腎不全	心臓発作
10～19%	1.15	1.14	3.25	1.05
20～29%	1.22	1.23	2.65	1.32
≧30%	1.55	1.41	8.31	1.29

RAA 系降圧薬開始前後で Cr を測定された 31,951 人.

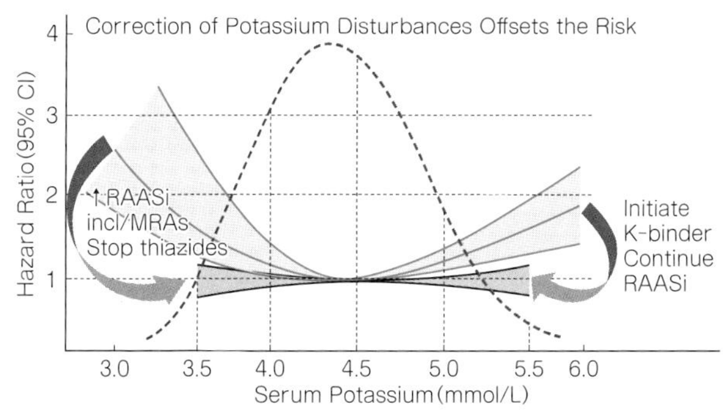

図1 血清 K 値と死亡率
（Ferreira JP, et al. J Am Coll Cardiol. 2020; 75: 2836-50）

JCOPY 498-22480

では，外来ベースでKが上昇したときはどうすればよいでしょうか？

基本方針として

・心電図変化がある場合や，脱水などの所見がある場合は入院になりますが，

外来ベースで治療を行うならば

・RAA 系降圧薬の中止，経口補水液の飲水（10-15 mL/kg/ 日）＋ループ利尿薬，K 吸着薬の投与，炭酸水素ナトリウムなどでのアルカリ化

があります（詳しく知りたい方は，拙著『カニでもわかる水・電解質』（中外医学社）の高 K 血症を読んでいただければと思います）.

カルテベースでの高齢者（平均年齢 79 歳）約 50,000 人の観察研究では，RAA 系降圧薬中止のみが高 K 血症リスクを減らすことができた 表2 とあります（Hundemer GL, et al. Clin J Am Soc Nephrol. 2021; 16: 365-73）.

論文中の高 K 血症の定義は 5.3 mEq/L 以上であり，私の考える臨床上問題になる高 K 血症より大分低値ですが，RAA 系降圧薬をやめても 1 年以内の心血管事故や死亡を増やさなかったとありました．この論文は一般人口ベースですが，恩恵を受けるであろう CKD ステージ 4 以降ではどうでしょうか？　こちらの論文によると，RAA 系降圧薬を中止することで心血管イベントを増やし，死亡も増やすものの，透析までの期間を延長することができたそうです 表3（Fu EL, et al. J Am Soc Nephrol. 2021; 32: 424-35）.

CKD ステージ 4 では，心血管イベントや死亡という観点では RAA 系降圧薬の恩恵を受けていたことが再確認できました，ただしイベントを回避できた分透析にはたどり着くとも捉えられるかと思います．進行した腎機能障害で RAA 系降圧薬

表2 RAA 系降圧薬による高 K 血症の治療別再発

介入内容	高 K 血症の再発	心血管イベント	全死亡
RAA 系降圧薬の中止	0.82	0.96	1.05
RAA 系降圧薬の減量	0.94	1.35	1.15
新規の利尿薬	0.95	1.00	1.23
利尿薬の増量	0.99	1.70	1.36
K 吸着薬	1.30	1.29	0.97

(Hundemer GL, et al. Clin J Am Soc Nephrol. 2021; 16: 365-73)

表 3 RAA 系降圧薬中止と死亡率，心血管イベント，腎代替療法を受ける割合

	RAA 系降圧薬継続	RAA 系降圧薬中止	差
死亡率	40.9	54.5	13.6
複合イベント	47.6	59.5	11.9
腎代替療法を受ける割合	36.1	27.9	−8.3

(Fu EL, et al. J Am Soc Nephrol. 2021; 32: 424-35)

を中止するとどうなるか？　という問題については，進行中の STOP-ACEi 研究で結論が出るように思います（2022/5/1 現在結果未着．Bhandari S, et al. Nephrol Dial Transplant. 2016; 31: 255-61)．

じゃあどうすればいいんだ？　となりますよね．極私的見解としては，「日常生活で転倒を起こしそうな患者の進行した CKD ではあえて RAA 系降圧薬を使わない」と考えています．臨床的な感覚ですが，歩行が不安定な人ではサルコペニアなどもありそうで，筋肉量が少ないために Cr を過小評価だったり，K のマネージも難しいことが多いです．このような方には RAA 降圧薬系のデメリットが強く出るのであえて使わないようにしています．

Q RAA 系降圧薬ではどの薬剤がよいでしょうか？

Answer: この質問を受けた際に，下記のように回答します.

- ACE 阻害薬を超える ARB はない（空咳は ACE が多いが，これはこれで肺炎予防になるというデータもあり (Sekizawa K, et al. Lancet. 1998; 352: 1069). 価格的にも ACE 阻害薬のほうが安い).
- どの ACE 阻害薬が良いというデータはない（同様にどの ARB が良いというデータもない）ので，好みのものを処方するのがよい.
- MRA に関しては，新しいもののほうが副作用も少なく使いやすいが，（保険診療上の）禁忌も多いので注意.
- ACE 阻害薬と ARB を併用しないこと.
- ACE 阻害薬と MRA（ARB と MRA）は心不全などでの治療ではよく使われる，ただし高 K 血症になりやすいので注意.
- DRI を積極的に処方する病態は明らかではない.

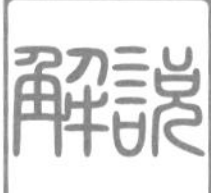

つまり，どの薬剤を選ぶかは実は大した問題ではなく，「RAA 系降圧薬をどの病態に使うか」のほうが遙かに重要なのです.

大事なことをひとつ忘れていました．大事なのは血圧の値であり，「同じ血圧ならば，RAA 系降圧薬を飲んでいたほうが若干有利」です．RAA 系降圧薬が入っている収縮期血圧 160 mmHg よりも利尿薬が入っている 140 mmHg のほうがよいということですので，いま一度降圧目標を確認してください.

8

何をしても下がらない血圧に2剤目のCa受容体拮抗薬を入れるのはどうですか

Q CKDステージ4の患者ですが，Ca受容体拮抗薬，ARBを最大量，β遮断薬，α遮断薬，サイアザイド利尿薬を使っても依然として収縮期血圧が160 mmHgあります．ここに2剤目のCa受容体拮抗薬を入れようと思いますがいかがでしょうか？

本章参照文献一覧

Answer: きちんと血圧が測れているか，コンプライアンスが確認できているか，二次性高血圧の除外，減塩が十分にできているか，のチェックが必要になります．

解説 「血圧が下がらないのですが，何らかの二次性高血圧が隠れているのでしょうか？」というパターンの大半の原因は，コンプライアンスの不良です．患者さんは様々な理由をつけて薬を飲まないことが多く，一方で診察室ではきちんと飲んでいると主張するものです．

まずは患者さんに血圧手帳をつけてもらいましょう．同じ血圧値がやたらよく出てくる場合や，よく見ると血圧値に周期性がある場合は怪しいです（紙ベースだとなかなかわかりにくいかもしれませんが，Excelなどで解析すればわかるはずです）．もちろん，血圧には日内変動や季節変動がありますが，同じようなリズムの日常を過ごしている方が同じタイミングで測った血圧，例えば早朝一番の血圧が極端にばらつくときなどは，不眠などの生活習慣の問題，睡眠時無呼吸症候群の存在，過度な飲酒などの生活習慣などを疑うきっかけにもなります．

また，患者さんがキチンとした環境で血圧を測っていない場合もあります．『高血圧ガイドライン2019』によると，正しい血圧測定は下記のようになります．

① **測定する位置**

上腕部（上腕カフ血圧計による）．

心臓の高さに近い上腕部での測定値が，最も安定しています．

② **測定時の条件**

朝：起床後1時間以内，排尿後，朝の服薬前，座った姿勢で1～2分間安静にした後．

晩：就床前（飲酒や入浴の後），座った姿勢で1～2分間安静にした後．

歩いたり，飲食したりすると血圧は上昇します．血圧測定時には椅子などに腰掛け，体の力を抜いて 1～2 分間安静にしてから測定します．
医師の指示によっては，夕食前などの測定もあります．また，自分で血圧が上がったかなと感じたとき，測定値と原因（推定）を記録しておくのも役立ちます．

③ **測定回数**

朝晩各 1 回以上．
医師の指示によっては複数回測定し，平均値を記録することもあります．

④ **その他**

血圧測定はできるだけ長期間にわたり継続して行い，毎日の測定値はすべて記録しておきます．

その他，血圧計（腕帯）の劣化もありえます．意外とこれに気付かない場合があります．オムロンのサイトには「腕帯は消耗品になります．1 年に 1 回の交換をお勧めします」と書かれていますし，テルモ血圧計 ES-W5200ZZ には「耐用回数は 30,000 回である．耐用回数を超えて使用しない」とありました（ゴムが劣化することを考えると，1 日 2 回の使用の場合，1 年程度で交換することが望ましいでしょう）．

また，患者さんが手首で測る血圧計を買ってしまう場合もあります．上腕式血圧計の測定値と，手首式血圧計の測定値を比較した際，差が生じることがあります．日本高血圧学会からも「手首カフ式の血圧計は使用が容易ですが，水柱圧補正が困難であることや，手首の解剖学的特性から動脈の圧迫が保証されない場合があるため，本集計からは除外しています」という声明が出されています（〈https://www.jpnsh.jp/com_ac_wg1.html〉（2022 年 4 月 20 日確認））．

ガイドラインは理想的な状態で測定された上腕の血圧で構成されているため，現時点では上腕で測定した血圧値に基づいて診療することが妥当です．もちろん，今後 Apple Watch やオムロン ウェアラブル血圧計 HeartGuide　HCR-6900T-M などのデータが蓄積され，自由行動下での手首の血圧の治療目標が出されるようになれば，それは素晴らしいことだと思います．

もう一点，カフのサイズがあっていない場合があります．これも気にしている人があまりいませんが，腕の太さによって推奨される腕帯が異なります．

例えば，オムロンでは標準サイズ（対象腕周：22～32 cm），細腕（対象腕周：17～22 cm），太腕用（対象腕周：32～42 cm）が用意されています．

腕帯が適正でないと正確な血圧測定ができません（アーノルド・シュワルツェネ

ッガーの全盛期の上腕は56 cmだったそうですが，このような方には特注の腕帯が必要になります．私のもっとも好きな女優であるオードリー・ヘプバーンは二の腕がかなり細いので細腕用が必要そうです．……というわけで，これらを考え合わせると小児の血圧測定も結構難しい課題といえます）．

さて，これらの測定要因があるのに私がなぜ「コンプライアンスが悪い」と述べたかというと，教育入院のときに看護師さんに血圧を測定してもらうと，減塩食の効果もあって，どんどん血圧が下がることをよく経験するからです．そのような患者の大半は薬を減らして退院となります．

患者さんはキチンとは薬を飲まない，と思って接したほうがよいかもしれません．飲まない理由も様々で，「今日は血圧が良かったから飲まない」なんて理由もありますし，薬の副作用ということもあります．Ca受容体拮抗薬は胸焼けがするから飲まない，動悸がするから飲まない，β遮断薬はふらふらするから飲まない，ACE阻害薬は咳が出るから飲まない，α遮断薬はふらつくから飲まない……ありとあらゆる理由をつけて飲んでくれません（もちろん副作用については対応する必要がありますが）．人によっては血圧を下げることに極度の拒否反応を起こす人もいます．大体は血圧の話が血流の話にすり替わっていますが……（血流と血圧の関係については『Dr. 長澤の腎臓内科外来実況中継』（中外医学社）の32「血圧と血流は別物～この誤解が問題～」をお読みください）ですから，難しいことを考えるときはまず患者のコンプライアンスをきちんとチェックすることと，薬を飲めない理由を考えることが大事です．このような問題がないのに3剤を使っても血圧が下がらないような場合は，原発性アルドステロン症などを疑って精査するのが良いでしょう．

え？　飲まないのは私の患者だけだって？？　いやいや，こんな論文がありますよ，こちらでは薬剤によりますが30-40%程度は飲んでいないことが示されています（Kulkarni S, et al. Medicine（Baltimore）. 2021; 100: e24654. Gupta P, et al. Hypertension. 2017; 69: 1113-20. Abegaz TM, et al. Medicine（Baltimore）. 2017; 96: e5641）．

どうしたら飲むようになるか？　これは難しい問題ですね，現時点では極力シンプルな処方にするくらいしか思いつきませんが．可能性としては，現時点では携帯電話のテキストメッセージでの介入では血圧コントロールがほとんどなさそうですが，この先に期待となりそうです（Palmer MJ, et al. Cochrane Database Syst Rev. 2021; 3: CD012675）．

9

減塩をチェックする方法はありますか

Q 高血圧治療では減塩がとても重要と理解していますが，患者さんが「減塩」をしているかどうかを客観的に判断する方法はあるのでしょうか？

本章参照
文献一覧

Answer: 塩分摂取量は尿中 Na 排泄量から推定することができます．

Q8 ではコンプラアンスの問題に触れましたが，食事もまた血圧を良くするための大事な要素です．臨床的には，「血圧をコントロールするために減塩食にする」ということです．

血圧が正常な人でも塩分摂取が多いと高血圧になりやすいということをサポートするデータはありますが（ややこしいのですが），今回は治療をメインに考えましょう．

食事を記述したりするなど，塩分摂取量を推定する方法は色々ありますが，一番良いのはスポット尿での Na 濃度測定でしょう．

最も正確なのは 24 時間蓄尿した尿の尿中 Na 濃度と尿量をかけ算するものです．ここから，

推定 1 日食塩摂取量（g/日）＝24 時間尿ナトリウム排泄量÷17

のようにして求めます．

しかし，毎回尿を集めるのは手間になります．

そうなると，スポット尿で測りたいところですが意外とたくさん式があります．

『高血圧ガイドライン 2019』（P.65）ではこのような式が紹介されています．

- 24 時間尿ナトリウム排泄量（mEq/日）＝21.98×[随時尿ナトリウム（mEq/L）÷随時尿クレアチニン（mg/dL）÷10×24 時間尿クレアチニン排泄量予測値]0.392
- 24 時間尿クレアチニン排泄量予測値（mg/日）＝[体重（Kg）×14.89]＋[身長（cm）×16.14]－(年齢×2.043)－2244.45

暗算はとてもできませんが，表計算ソフトなどに計算式を入れれば簡単に作ることができるでしょう．まあ，これでも大変でしょうから，臨床で使う場合は「Na/Cr 比が以前より減っていれば減塩ができている」程度の使い方でよいと思います．6 g まで達していなくても塩分摂取量が減れば血圧が下がることが示唆されます (Filippini T, et al. Circulation. 2021 20; 143: 1542-67)．

しかし，中には減塩しても血圧が下がらない人がいます．そのような人を食塩非感受性と呼びます（厳密には，食塩の摂取で血圧が上昇する場合を食塩感受性があるとみなすので，「食塩感受性がない」と呼ぶことになります）．そのような人は減塩の効果が薄いために血管拡張薬などによる治療がメインになるでしょう．臨床上，食塩感受性を見分ける方法は容易ではありませんが，減塩をして，きちんと血圧を測って判断するのが肝要です．

さて，塩分制限の話がでたので，浮腫についての話もしておきましょう．臨床上，浮腫とは細胞外液量の増加です．つまり体内の総 Na 量が多い状態です．浮腫を減らすためには，体内から Na を排泄させる必要があります．そのために必要なのが「減塩」です．医師はすぐに利尿薬を使いたがりますが，減塩して Na をマイナスバランスにすれば，次第に浮腫は改善します（廃用を予防するために適切な運動などのリハビリを適宜入れてください）．入院患者で浮腫が良くならない場合は，塩分制限ができていない（食事の間違い，補液の間違い，間食のどれか）です．そのいずれでもない場合には，甲状腺機能や Ca 受容体拮抗薬などの薬剤性，深部静脈血栓などを考える必要があります．もちろん低栄養による浮腫も見逃せません．

塩分摂取はなぜ血圧を上げるのかという問題は興味深いですが，こちらの報告によると，塩分摂取が交感神経を活性化するそうです (Mu S, et al. Nat Med. 2011; 17: 573-80)．たしかに，寒い地域では塩分摂取が多いことが疫学的に知られています．日本では寒い地域では塩分摂取が多いです (Uechi K, et al. Hypertens Res. 2017; 40: 598-605)．また，寒い時期では塩分摂取が増えるというデータもあります (Saeki K, et al. Physiol Behav. 2015; 152 (Pt A)：300-6)［余談ですがこの HEIJO-KYO 研究 (Housing Environments and Health Investigation among Japanese Older People in Nara, Kansai Region: a prospective community-based cohort study) には面白い研究が多いです］．さて，これらを考え合わせると，寒いときは体温を上昇させるために塩分を摂る，というのは理解しやすいですね．まあ，これだけ暖房などが使える現代の世の中においては，寒いから食べるというよりは，これまでの食習慣が大きいと思いますが．

「薬で治療しましょう」というと，「食事でどうにかなりませんか？」と訴える患者が非常に多いのですが，減塩はなかなかできない人が多いです．そういう人の訴えを聞くと，塩分を制限する気はないけれど他のものを足すことによって血圧を下げたい（スイカや塩化カリウムが入った塩など）ようです．

では，実際にカリウムで血圧は下がるのでしょうか？　最近のメタ解析によると60 mmol/日以上摂取で若干血圧が下がりますが（5 mmHg 弱），カリウムは1 mmol＝39 mg ですので 60 mmol だと，約 2,400 mg で日本人成人の摂取目安量と同程度です（日本人の摂取量では男性 2,500 mg，女性 2,000 mg，ちなみに目標値は男性 3,000 mg，女性 2,600 mg です）(Filippini T, et al. J Am Heart Assoc. 2020; 9: e015719)．

別の研究によれば，適切な塩分摂取のもとカリウム摂取を増やすことによって血圧を下げることができそうです (Binia A, et al. J Hypertens. 2015; 33: 1509-20)．ただし，カリウムを摂取しようとして果物をたくさん食べることはカロリー摂取過多の心配が出てきますし，海藻や昆布に含まれているからといって煮物を多く食べることは塩分摂取の増加を招くでしょう．CKD ステージ G4 の人ではカリウム摂取量は 2,000 mg 以下，CKD ステージ G5 では 1,500 mg 以下に制限されるいう問題もあります（こういう人に限って独自の食事療法をしたがるものですが……）．となると，やはり減塩，厳密には減 NaCl が重要になってきます．

また，食事療法は比較的高額になる可能性があるので，薬を上手く使っていくのがよいでしょう．

10
SGLT2 阻害薬がよいと聞いたので使い方を教えてください

Q SGLT2 阻害薬が慢性腎臓病にも効果があると聞きました．具体的な使い方と，どの薬剤を使えばよいか教えてください．

本章参照
文献一覧

Answer: 非専門医であれば，若い糖尿病患者の eGFR＞45 以上の絶対適応に使うことをお勧めします．どの薬剤がよいかについては明確な答えはありません．

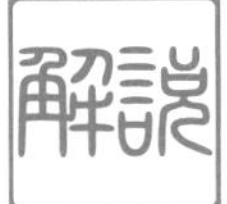

CKD の定義※が広いですが，SGLT2 阻害薬が本来血糖降下薬に分類されるために糖尿病性腎症に効果があるのは当然としても，それが非糖尿病の CKD に有効であるかということが注目されており，一定の方向性は見えた印象です．

質問に関連する研究は DAPA-CKD 試験になると思われます（Heerspink HJL, et al. N Engl J Med. 2020; 383: 1436-46）．

こちらの研究で使用されているのはフォシーガ®（ダパグロリフジン）です．非糖尿病患者が 32.5％含まれており，非糖尿病群で一次エンドポイント〔GFR≧50％の持続的減少（28 日後以降の血清クレアチニンにより評価）＋末期腎不全（28 日後以降の評価で，28 日以上の維持透析，腎臓移植，eGFR＜15 mL/分/1.73 m^2 となった場合と定義）＋腎疾患死＋心血管死の複合〕の HR を 0.50 としました．これが「慢性腎臓病に対して効く」という話になったのだと思います．この薬は 2021 年 8 月に CKD についての適応も通っています．

2022 年の時点で，SGLT2 阻害薬について様々な研究が出されており，代表的な研究としては EMPA-REG OUTCOME 試験（Zinman B, et al. N Engl J Med. 2015 26; 373: 2117-28），CANVAS program 試験（Perkovic V, et al. Lancet Diabetes Endocrinol.

※CKD の定義：慢性腎臓病の定義が広いため〔(1. 尿異常（特に 0.15 g/gCr 以上のタンパク尿（30 mg/gCr 以上のアルブミン尿）〕の存在が重要），画像診断，血液，病理で腎障害の存在が明らかであること，2. GFR（eGFR）が 60（mL/分/1.73 m^2；単位）未満に低下していること，1，2 のいずれか，または両方が 3 カ月以上持続した状態のこと）

2018; 6: 691-704)，DECLARE-TIMI 58 試験 (Wiviott SD, et al. N Engl J Med. 2019; 380: 347-57)，CREDENCE 試験 (Perkovic V, et al. N Engl J Med. 2019; 380: 2295-306)，EMPEROR-Reduced (Packer M, et al. N Engl J Med. 2020; 383: 1413-24)，EMPEROR-Preserved (Anker SD, et al. N Engl J Med. 2021) などがあり，ほぼ全ての 2 型糖尿病に使えることになり，腎機能障害，心機能障害や心不全の既往がある人に使っていくことになるでしょう．

むしろ使えない症例について知っておくほうが重要です．

使えない理由は臨床的な病態というよりも患者背景に認められます．

・超高齢者には新規に使わない（最近の 75 歳くらいは元気ですが，80 歳を超えてからの新規の導入はあまり考えません）．
・ADL の低い患者には使わない．要介護 3 以降にはまず使わない印象です．
・清潔が保てない場合は使わない．性器感染症が増えることが知られているため，何らかの理由で清潔が保てない症例には無理に使わないほうがよいでしょう．

上記は「糖尿病治療薬」としての使い方であり，心機能が低下した症例などでは別途考える必要があります．

アメリカのガイドラインでも，メトホルミンが最優先なのは変わらないとしても，第 2 選択薬選択の際には，心血管疾患・CKD（慢性腎臓病）・心不全の既往や高リスクを早期に対してはSGLT2 阻害薬やGLP-1 アナログを考慮するとあります (American Diabetes Association. Diabetes Care. 2020; 43: S1-S212)，ヨーロッパのガイドラインでもメトホルミン→SGLT2 阻害薬，GLP-1 アナログの流れです (Cosentino F, et al. Eur Heart J. 2020 7; 41: 255-323)．

日本もこれらの流れに乗ると予想しています．

Q どの年齢まで治療強化をする必要がありますか．

Answer: これは難しい問題です．クラシカルに糖尿病罹患歴が 5 年で神経障害，10 年で眼障害，15 年で腎障害を起こすといわれていることを考慮し，平均余命が 15 年以上残っているような人はきっちりと治療する必要があります．

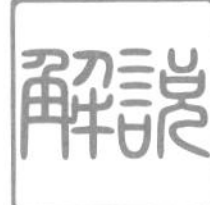

厚生労働省からでている「簡易生命表（令和２年)」では，平均余命の男性は 70 歳で 16.2 歳，女性は 75 歳で 16.3 歳です．となると，この年齢までは若いと考えてしっかり治療する必要があるかもしれません．

Q どの SGLT2 阻害薬が良いですか？

Answer: これも多い質問です．これを証明するためには Head to Head の研究が必要です．しかし未だに見たことがありません（RCT をするとなると膨大なお金もかかりますし，発売している企業にも負けた場合にメリットがないので，しないでしょう)．

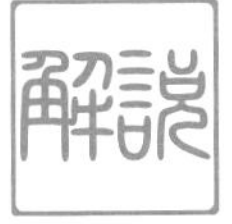

異なる研究，例えば DAPA 試験と EMPA 試験を直接比較するのは，清原和博，桑田真澄を要する PL 学園と松坂大輔を要する横浜高校を対戦させたらどっちが強いかという話のようなもので，議論するのは自由ですが，結果はわからないとしかいえません．

そうなると，ドラッグエフェクト（例えば，ジャディアンス®が他の SGLT2 阻害薬に比べて抜きんでているか？)，クラスエフェクト（SGLT2 阻害薬自体が他の糖尿病薬と比べて有利か）という話は証明できませんが，クラスエフェクトはありそうな印象です（大きな研究はないけど，SGLT2 阻害薬だということで宣伝している会社はありますよね)．

特徴をまとめるとこのようなかんじです．

ジャディアンス®……大規模研究（EMEPROR 試験）がある
フォシーガ®……大規模研究（DAPA 試験）がある
カナグル®……CANVAS 試験，国産
テベルザ®……半減期が短い夜間低血糖，夜間頻尿のリスクが低い
スーグラ®……日本人 10,000 人をこえる安全性のデータがある

まあ，好みでよいというレベルの結論になりそうです．

SGLT2 阻害薬だけではなく，このようにドラッグエフェクトの話をするたびに知人の安田寿久さん※※の「エルメスにいた職人がエルメスと同じ革を使って作った他のブランドがあってもあまり売れないんだよね」という話を思い出します．

Ethos Club を主催している小松義照さん※※※も「あんまり革の善し悪しがわかる人はいないんだよね」と言っていました．ついつい有名なブランドや，権威が紹介したものを取り入れて満足してしまうことが多いですが，自分でしっかりと理解して判断できるようになりたいものです．

Q 何を指標にして治療すればよいですか？

Answer：SGLT2 阻害薬に限りませんが，糖尿病性腎臓病の治療で重要なのはアルブミン尿の変化量と GFR の変化量になります．eGFR の変化率が大きいほど腎代替療法のリスクが高まります 図1（当然すぎますが）(Oshima M, et al. PLoS One. 2018; 13: e0201535. Oshima M, et al. Diabetologia. 2019; 62: 1988-97)．

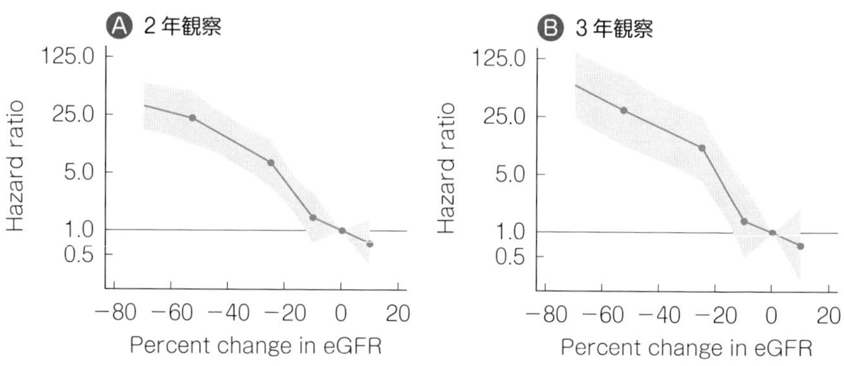

図1 **末期腎不全の HR と eGFR 変化の関係**
(Oshima M, et al. PLoS One. 2018; 13: e0201535)

※※安田寿久：札幌でアメカジブランド Jett Rink を主催．非常に良いオリジナルのアメカジグッズを作っています．

※※※小松義照：Ethos Club を主催．素晴らしい靴だけではなく，革小物なども作製しています．日本のブーツ界ではかなりの要人らしいです．

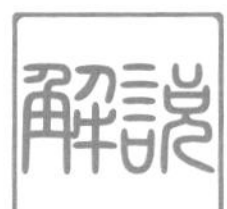

アルブミン尿でも変化率が重要だということが下記の論文に示されています（Heerspink HJL, et al. Lancet Diabetes Endocrinol. 2019; 7: 128-39）.

とは言っても，変化率はその日の外来でわからないのでなんともいえないので，その場でわかる血圧や血糖をキチンとチェックしつつ，うまくいっていないときには専門医と連携するというプランを用意するのが現実的かと思います（例えば，3回連続データが悪くなったら紹介するなんていう形などが良いかもしれません）.

11

専門医に紹介しようと思っているけれど行ってくれない患者さんにはどうすればよいですか

Q 『エビデンスに基づくCKD臨床ガイドライン2018』の紹介基準に沿って紹介を考えているのですが，患者さんがなかなか専門医受診を了承してくれないことがあります．例えば，40歳代でCrが1.4mgから3.2mg/dLになった患者さんに受診を勧めても受診を納得してくれません．どのように説得すればよいでしょうか？

本章参照文献一覧

Answer: 人を変えることは困難なので，フェアな情報提供をしながら待ち続けるしかないでしょう．いずれそのうち何らかの合併症を起こして専門医にたどり着くかもしれません．

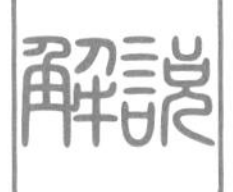

世の中にCKD患者は1,300万人いるといわれており，表1によると健診受診33万人のうちG3以上の方は13%います．これは2005年の話ですが，2015年のデータではCKD患者は1,500万人程度に増えています（Nagai K, et al. kidney disease in the Japanese general population DOI，このデータが

表1 CKDの患者数（2005年）

GFRステージ	GFR（mL/分/1.73 m^2）	尿タンパク－～±	尿タンパク1＋以上
G1	≧90	2,803万人	61万人（0.6%）
G2	60～89	6,187万人	171万人（1.7%）
G3a	45～59	886万人（8.6%）	58万人（0.6%）
G3b	30～44	106万人（1.0%）	24万人（0.2%）
G4	15～29	10万人（0.1%）	9万人（0.1%）
G5	<15	1万人（0.01%）	4万人（0.03%）

■のところが，CKDに相当する．
（平成23年度厚生労働省CKDの早期発見・予防・治療標準化・進展阻止に関する研究班）

重要なのは，40歳代で5%程度CKD患者があり，5歳ごとに3%程度有病率が増えていき，70歳代で20%強になる点です）．

となると，専門医紹介基準を満たす患者が3-4万人はいます．仮にこのうちの99%が受診に同意したとしても，300-400人は受診しないわけです（事情は様々であると思いますが）．

私は宮城県で働いていますので，「令和2年度データからみたみやぎの健康」から宮城県のデータをみてみると，令和元年の新規透析導入患者は259/100,000となっています．宮城県でも糖尿病性腎症が1位，腎硬化症が2位，慢性糸球体腎炎が3位です．

では，糖尿病や高血圧がどのくらい治療されているかを探るため同じPDFのP59にある特定健診をみてみましょう．特定健診対象者983,588人に対して受診者数が590,614人であり，受診率60.0%と全国3位の高さです（これは誇るべきことだと思います）．ただし，特定保健指導対象者107,401人に対し終了者が25,562人と，実施率は23.9%です（こちらは全国31位，ちょっと残念だけど令和元年は35位だったので頑張ったといえます）．これをどう読み解くかですが，まず**特定健診を受けない人が40%**もいます．そして，せっかく健診で問題が見つかっても，**80%以上が保健指導を受けずに終わってしまっています**．このあたりの人が早い段階での治療に結びつかず，その後進行して腎代替療法にたどり着いている可能性があります．じゃあこれは誰が原因なのか？　と犯人捜しをしたくなりますが，私の経験上，地域の保健師さんなどは**かなり一生懸命やっている人が多いです**．実際，宮城県の市町村別の特定保健指導実施率では最低が南三陸町の5.3%（これだって前年の3.1%から1.5倍以上上昇），最高が女川町の73.2%とかなりの格差があります．ここには平成26年から29年までの受診率の推移がでていますが，富谷町のように50.6%→40.2%→31.2%→9.4%，東松島市が48.6%→36.0%→33.8%→9.8%と急落しているところがある一方，蔵王町のように22.5%→13.0%→11.3%→41.1%と著しい改善をきたしているところもあり，受診率を上げたり下げたりする要因がありそうに思います．国もインセンティブをつけたりして受診を促そうとしているようですが，受診率を増やすのはなかなか難しいようです．さらにCKDはどうでしょうか？

中年のCKDの有病率は5.7%で内訳は診断されているのが0.5%，診断されていないのが5.2%，この未診断のうち2.1%しか6カ月以内に治療を受けていません．97.9%が放置されているといったほうがインパクトが強いでしょうか？ 図1 (Ya-

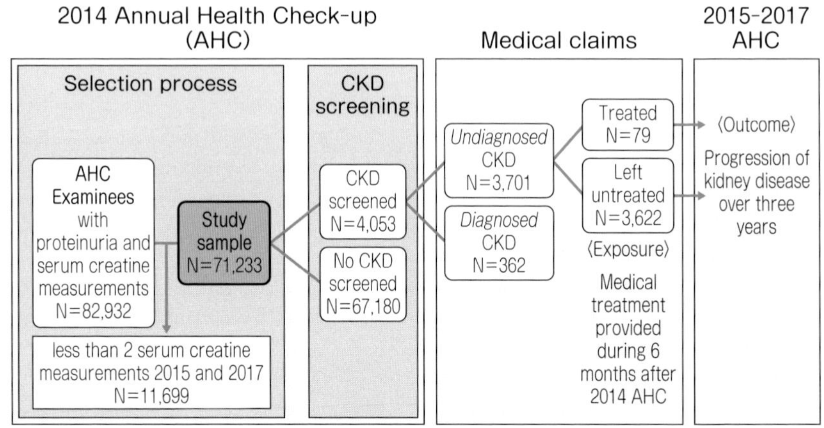

図1 健診で診断されたCKDの治療へつながった数

(Yamada Y, et al. J Epidemiol Community Health. 2019; 73: 1122-7)

mada Y, et al. J Epidemiol Community Health. 2019; 73: 1122-7)

脱線しましたが，「無症候の疾患（CKDは大半が無症候です）の受診率はこのくらい」と認識しておいたほうがよさそうです．

我々医療者の目から見ると，血圧が高い，HbA1cが高い，喫煙，肥満などがある場合はいずれ病気になるのではと心配になりますが，当の本人は全く困っていないわけで，そのようなギャップがあることを理解しておくべきでしょう．これは身体のことに限らず，例えば自動車のオイル交換をとってみても，知識のある人はまめに交換したほうがよいことを知っているのでせっせと交換しているものですが，知識や興味がない人は全く交換しないことすらありますよね．アリにだってサボるアリとせっせと働くアリがいるくらい個性があるわけですから（長谷川英祐『働かないアリに意義がある』東京：メディアファクトリー．2010），ヒトであればより多様性があっても不思議ではないでしょう．

それでも，「このままだと怖い病気になりますよー」と毎回毎回言い続けていると，近い人が病気で倒れた，好きな芸能人が病気になった，なんていう機会に「やっぱり受診したほうがよいですよね？」とやって来ることがあります．

極私的見解としては，「行動変容が起きるくらいの強烈なイベントがない限り，人間はなかなか変われない」ものだと思っています．私の義父も脳出血を起こしてからやっと禁煙しましたし，入院するようなイベントがないと踏ん切りがつかないものなのでしょう（そういえば，“極私的（きょくしてき）”という言葉は，鈴木志郎康が作った言

JCOPY 498-22480

薬ですね).

まあ，そんなことばかり言っていても仕方がありませんから，こんな手を使うのはいかがでしょうか？「今回は尿タンパクが0.8 g/gCreだったけど，今日腎臓内科に紹介するのと，この血圧の薬を飲んでみて，それでも0.5 g/gCreを切れなかったら腎臓内科に紹介するのと，どちらがよいですか？」と聞いたり，「血糖と血圧，どちらから治療したいですか？」と聞いたり，前向きに治療する前提で選択肢を与えて，患者に選ばせるのが良いでしょう（あくまである程度の信頼関係ができていることが前提です．稲垣理一郎＝Boichi作の少年マンガ『Dr.Stone』に登場するメンタリスト，あさぎりゲンが使ったフォーシングにあたるでしょうか？).

他には，小中学生の頃から血圧や血糖のコントロールが重要であると教育するとか，健診を受けていないと民間保険に入れないというインセンティブを設ける（セルフメディケーション税制で「予防接種や健康診断の受診など健康のための一定の取組を行い，その領収書又は結果通知表を保存」しておくと受けられるインセンティブはあります）を設けるなどでしょうか．すでにある非喫煙者割引に習って，血圧血糖などのコントロールが良ければ保険料を安くし，健診で見つかった疾患の受診をしやすいよう事業所が取り組むことなども考えられますが，これらがひろがるのはまだまだ時間がかかると思われます．

それから「慢性腎臓病が進行すると全身浮腫になったり，具合が悪くなったりしていずれ専門医にかかることになるんだから，その前に一度診てもらっておいで」と話すと効果的な人や，「私の顔を立てて一回受診してきてください」というお願いが効く人もいます．しかし，あまり無理に勧めるととんずらしてしまったりもしますから（この前も1年前の紹介状をもってきて「これで受診できますか？」と相談に来た人がいました)，無理のない程度に勧めていくのがよいでしょう．

話は大幅に脱線しましたが，医療費の支払いが苦しくて治療をキチンと受けないという人もいますので，高額医療の制度や，医療費の領収書をとっておけば確定申告で医療費控除が使えることなどを教えておくことも大事です（東北地区では医者に「お金がなくて……」と申し出る人は少ない印象です．ほかの地区ではいかがでしょう？　でも，「お金の話」をこちらから提案すると，患者さんのほうから相談してくれることは結構ありますよ).

12
透析を拒否する患者がいるのですがどうすればよいですか

Q 透析を拒否する患者がいるのですがどうすれば
よいですか？

本章参照
文献一覧

Answer: 腎代替療法を受けないという選択肢も含めて提案するべきですが，「本人がしたくない」レベルで，透析を受けないことを認めるのはなかなか難しい問題です．

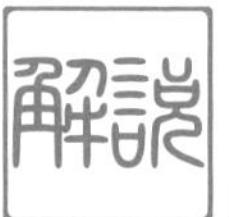

これにはかなり難しい問題が含まれています．

まず，患者さんが「腎代替療法を受けないことのデメリットを十分理解したうえで選択をしたかどうか」が重要です．その選択をするにあたって十分な情報提供ができていたか？　を考えるべきでしょう．

判例タイムズで「血液透析」と検索すると様々な判例がでてきます．中でも色々な所で見かける判例が「精神疾患を有していたために透析を断られ，死亡に至ったことについての病院の責任の事例が問われた宮崎地判平 8・3・18 判タ 927 号 202 頁，福岡高宮崎支判平 9・9・19 判タ 974 号 174 頁」です（この件については，こちらの本も参考資料としてあげておきます（有吉玲子『腎臓病と人工透析の現代史―「選択」を強いられる患者たち』東京：生活書院．2011)．

質問者の患者が CKD　G4-5 程度で，「将来的に透析になる」という状況を想定して回答します（血液透析患者が「透析を見合わせたい」という話ではないと捉えました)．

最初に，将来的に腎代替療法が必要となる前提として，「血液透析」「腹膜透析」「移植」の３つの方法があることを患者さんに伝える必要があります．どの療法も長所と短所がありますが，私は「日本腎臓学会」「日本透析医学会」「日本移植学会」「日本臨床腎移植学会」「日本腹膜透析医学会」が合同で出している『腎不全治療選択とその実態』を一緒に見ながら説明することが多いです．患者さんにもこの冊子も渡して指導しますので，医療関係者は一度読んでおいたほうがベターでしょう.

恐らく「血液透析」についての質問が多いと思いますが，私が強調して伝えることは「不幸であるかはわからないが，かなり不便な生活を強いられる」という点です．週3回，決まった時間に生涯通い続ける生活は，そうでない人にはなかなか想像できないようです.

多くの患者さんから寄せられる質問にはこのように答えています（回答について色々な意見があるところですが，ここではシンプルに回答します).

・週1回からだんだん増えるんですか？
　→ NO，最初から週3回が必要な段階で始めます.※
・10回くらい透析すればやめられるのですか？
　→ NO，一度始めたらやめられない前提で透析を開始します.
・やめたくなったら途中でやめられますか？
　→「不可能」と「極めて難しい」の間くらいです.

本来このあたりをしっかり理解していただきたいのですが，高齢で認知機能に問題がある場合などは特に難しいことが多いです．また，患者さんやその家族は「透析になったら病院が全部やってくれる」と思っている人がかなりの数いますが，医療関係者であればそんなことはないとおわかりだと思います.

送迎まで含めたサービスがある施設ならばよいですが，最小限のサービスを受ける場合,「家での生活や透析施設までの移動は全て自分で行う」ことが前提となります．これを生涯，たとえ天災（地震や洪水など）が起きたとしても続けなくてはいけません．このあたりのことは「家族が汗を出すか，金を出すか」で解決する問題です（介護保険などがありますが，まだまだ家族の負担は大きい印象です)．このあたりをベースにして，血液透析特有の合併症について，例えばシャント狭窄や閉塞などで急に他の病院などに行く必要が生じることや，透析中に血圧低下などで具合が悪くなって，時間通りに帰れない場合もがあることなども説明する必要があります.

※ 海外の論文などでは，incremental hemodialysis と週に 1-2 回程度で透析を行いそれほど問題がないという報告があります（Murea M, et al. Kidney Int Rep. 2019; 5: 135-48. 中尾俊之，他．透析会誌．2019; 52: 285-90).
日本からも報告があります（Nakao T, et al. BMC Nephrol. 2018; 19: 151. 中尾俊之，他．透析会誌．2019; 52: 285-90).
これにより導入期でも残腎機能を維持できたという話があります（Liu Y, et al. Nephrology (Carlton). 2019; 24: 438-44. Vilar E, et al. Kidney Int. 2021; 19: S0085-2538. 00749-3).
今後，保険制度などを含めて，チェックしておく必要がありそうです.

透析に関わる人にとっては常識ですが，患者および家族がなかなか受け入れがたい事実としては，一般人と比べて平均余命は短いです（I. 2005年末の慢性透析患者に関する基礎集計.（2）導入後1年・5年・10年・15・20年生存率の推移（図表21）P.22）ここから20年弱経っているのでもっと改善しているとは思いますが，まだ一般人と同じとは言い難いレベルだと思います.

患者は心不全などの合併症を繰り返してだんだん弱っていき（これは透析患者に限ったことではありませんが），透析中血圧が上がらず安全な透析ができなくなれば透析を見合わせざるを得ない場合もあります（見合わせた場合1週間～1カ月程度で亡くなります）．あるいは，例えば脳出血などで寝たきりになってしまったとしても透析は続けなくてはなりません（絶対に続けなくてはいけないというわけではなく，その時点から医療者と家族を交えた協議が始まることが多いです）.

このあたりの問題があるため，事前指示書などが提案されていますが，浸透しているとは言いがたい状況です．このあたりに習熟した専門医などにコンサルトするのがよいと思います（ただし，極端に認知症がすすんだ患者や，ADLが悪い超高齢者などを全部相談するかどうかは臨床医のさじ加減かと思います）．ただ，今回の質問は「行きたがらない」ですので，ある一定レベルの理解力があるとすると「行ってくれないと具合が悪くなったときに私が困るから受診してきてください」とお願いすると，徳の高い先生であれば言うことを聞いてくれることが多い印象です.

透析をしたくないのであれば，相応の準備と下記の確認が必要になります.

- 医師からフェアで十分な情報提供を複数回受けたこと
- 自分の意思で「受けないこと」を選択したこと
- 方針はいつでも変えられると理解していること
- 家族もその方針を理解していること

書面の形で残しておくのがよいでしょう．（いずれは電磁的な方法での記録もありうると思います）．実際問題これだけやっても，具合が悪くなって意識が朦朧とした状態になってから「透析をしてくれ！」となりがちなので，私は「今は『したくない』と言っていても，最後には『してくれー』になりますよ．さらに運が悪いと合併症が生じて，障害が残った状態で透析が始まることになるから，今からしっかり準備したほうが良いですよ」と話しています.

このあたりは正解のないところですし，時代ごとに死生観も変わっていくと思います（良性疾患の代表である「心不全の緩和ケア」や「COPDの緩和ケア」，「肺炎の緩和ケア」は今後さらに浸透して流れが変わる日も近いだろうと思います）.

このあたりのことをよく知るためには下記の参考資料をよく読み，実務経験もあったほうがよいでしょう．ただ一ついえることは，先人達が経験した「お金の問題で透析医療を受けられなくて亡くなっていった時代」と現代とどちらがよいか，です．こういった視点を持っておいたほうがよいと思います．

〔参考資料〕

・日本腎臓学会，編．腎代替療法選択ガイド 2020．2020．

・透析の開始と継続に関する意思決定プロセスについての提言作成委員会．透析の開始と継続に関する意思決定プロセスについての提言．透析会誌．2020; 53: 173-217.

・日本透析医学会血液透析療法ガイドライン作成ワーキンググループ，透析非導入と継続中止を検討するサブグループ．維持血液透析の開始と継続に関する意思決定プロセスについての提言．透析会誌．2014; 47: 269-85.

・腎臓病 SDM 推進協会，編．慢性腎臓病患者とともにすすめる SDM 実践テキスト：患者参加型医療と共同意思決定．東京：医学書院．2020.

●透析とは関係ないですが，認知症を取り巻く問題として

・川端信也．認知症診療のために知っておきたい法制度・法律問題．東京：中外医学社．2020.

●良性疾患の緩和ケアとして

・日本循環器学会 / 日本心不全学会合同ガイドライン　2021 年改訂版．循環器疾患における緩和ケアについての提言．

・大石醒悟，高田弥寿子，竹原　歩，編．心不全の緩和ケア第 2 版．東京：南山堂．2020.

●その他

・春木繁一．サイコネフロロジーの臨床 — 透析患者のこころを受けとめる・支える．東京：メディカ出版．2010.

・春木繁一．透析とともに生きる：腎不全からの再生精神科医自らを語る．東京：メディカ出版．2005.

・春木繁一．続 透析とともに生きる：人生を変えた腎不全 精神科医 仕事と家族を語る．東京：メディカ出版．2013.

13

腎機能による薬剤調整（シックデイルール）について教えてください

Q 脱水などで一過性の腎機能障害があった場合，どのように対応すればよいでしょうか？

Answer: 脱水が改善するまでやめたほうがよい薬があります（例えばRAA系降圧薬，利尿薬，インスリンを除く血糖降下薬，吸着薬など）．

解説 インスリンを自己注射している患者さんや，ステロイドの補充療法を行っている患者さんは指導されていることが多いですが，風邪や下痢などで調子が悪く，食事量が減っているときに，インスリンや血糖降下薬を減量したり，医療機関に連絡する基準を決めておくことが重要です．これらを他の薬でも応用するとよいです．

● RAA系降圧薬

脱水や低血圧時には急性腎障害をきたすことがあるので，「ご飯を食べられないときはスキップ，血圧が110 mmHg以下の時はスキップ」，通常の食事が摂れるようになったときに再開する指示を出しておくのがよいです．

● SGLT2阻害薬

こちらも同様で，「食事がとれないときにスキップ」がよいでしょう．術前も3日ほど前から中止が必要になることが多いです．

● メトホルミン

こちらはシックデイで中止する薬です（インスリン以外の血糖降下薬はシックデイの時は原則中止です）．

● 利尿薬

脱水の時は禁忌なので，ご飯が食べられないときはスキップ．もっと確実に使うためには，適正な体重を見極めて，例えば「55 kg を超えているときに内服」などとしておくと利尿薬による脱水を避けられます．次善の策としては「1 日おきに内服」や「2 日おきに内服」という手がありますが，こちらは間違いが起きやすいです．

● 吸着薬

K 吸着薬，P 吸着薬，クレメジン®などは食事中の物質を吸着するので，食事が十分に摂れないときに無理に使う薬ではありません．

● その他

ビタミン D，骨粗鬆症治療薬，脂質異常症治療薬（スタチン®，フィブラート®）．

逆にシックデイでも飲む必要がある薬は，

- 抗血小板薬，β遮断薬，ステロイド
- 喘息の薬（吸入内服薬など）

です．

これらを患者さんに全て任せるのは心配ですので，かかりつけ薬局を持ってもらい，薬剤師さんにも頑張ってもらいましょう．

2020 年の診療報酬改定でも，薬剤師の「対人業務」や「かかりつけ薬局」の診療報酬が高くなりましたし，インスリンと SU 薬には「調剤後薬剤管理指導加算」もあります．かかりつけ薬局としては「かかりつけ薬剤指導料」をとって，医師と連携を取れるメリットもあります（かかりつけ薬剤師包括管理料はちょっとハードルが高い印象です）．お薬手帳への「保険薬局の名称，保険薬局または保険薬剤師の連絡先等」の記載も 2021 年 4 月 1 日より必要になりました．2020 年の社会保障審議会の基本方針によるタスクシフティングやかかりつけ機能の評価という流れもありますので，薬局と連携をとるメリットは大きいでしょう．

ですから，ぜひ薬局や薬剤師とも連携を取り，一包化だけではなく別包を作るなどして「絶対に飲む薬」や「具合悪いときの薬」をわかりやすく記載することや，上記の体重別の利尿薬の状況などをしっかりと指導することで管理がグッと良くなると思います．

14

じわじわ下がる腎機能は何をチェックすればよいですか

Q 糖尿病，高血圧症，脂質異常症，高尿酸血症，肥満などのリスクがなく，尿タンパクもテトテープでは陰性，それなりの運動習慣もあるのに腎機能（eGFR）が低め，ないしは低下していく症例への対応や指導方法について教えてください．

本章参照
文献一覧

Answer: このような場合にまず確認してほしいのが，腎臓の画像です．腎臓の形態に左右差がないか，多発嚢胞腎が隠れていないか，などがピットフォールになります．

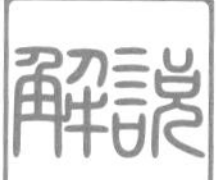

CKD の診断基準には「形態的な異常」も入っているので，一度は形態のチェックが必要になります．

例えば多発嚢胞腎でじわじわと腎機能が落ちてはいるが画像診断されていない，という例を経験することがあります．また腎臓に左右差がある場合，腎動脈狭窄で狭窄側の腎機能が落ちていくこともあります．

腎臓の体積は 40－50 歳から小さくなっていき，小さいほど腎機能が悪いことが示唆されます 図1 (Piras D, et al. Nephrol Dial Transplant. 2020; 35: 640-7)．

腎臓の小ささは出生体重に影響されるとも言われ，低出生体重児はネフロン数が少なく腎機能障害のリスクファクターであると考えられています (池住洋平．日腎会誌．2017; 59: 1247-51)．よくわからない腎機能障害の場合には出生時体重の問診は重要です．

腎移植のドナーでも，腎臓のサイズが小さいと提供後尿タンパクが出やすいという報告もあります (Tsujita M, et al. Clin Exp Nephrol. 2021; 25: 537-44)．小児腎臓領域の移植の話でも腎臓のサイズが重要です (Muramatsu M, et al. Transpl Int. 2020; 33: 878-86)．

腎癌術後の腎機能の予想にも腎臓のサイズは使われています 図2 (Hori Y, et al. Clin Exp Nephrol. 2021; 25: 315-21)．

我々の報告した論文でも，腎梗塞の梗塞巣が大きいほど発症後の腎機能低下が強

JCOPY 498-22480

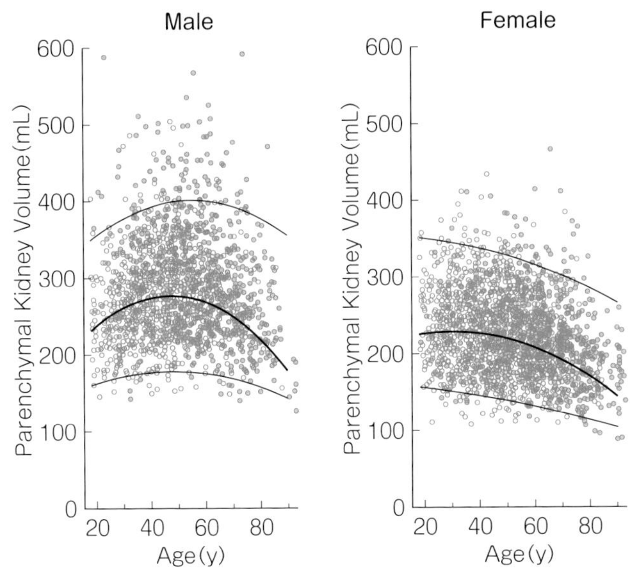

図 1 年齢と腎臓のサイズの関係
(Piras D, et al. Nephrol Dial Transplant. 2020; 35: 640-7)

いことがわかりました (Kagaya S, et al. Clin Exp Nephrol. 2017; 21: 1030-4).

このように，残っている物理的な腎臓の体積はとても大事です.

特に多発嚢胞腎に関しては，病期によってはサムスカ® (トルバプタン) で進行抑制ができますので，一度腎臓内科に紹介するのがよいでしょう.

画像上問題がない場合，常染色体優性尿細管間質性腎疾患 (ADTKD) などの可能性もありますが，こちらは高尿酸血症を伴うことが多い印象です (LaFavers KA, et al. Kidney Int. 2020; 98: 549-52).

これらの珍しい病気よりも気にしてほしいのが NSAIDs などの連用です. これによってじわじわと腎機能が下がることがあります. このあたりの可能性を問診から聞き出せるとよいでしょう (現実は患者が NSAIDs の内服を止めてくれない場合も多いですが). いずれにせよ，腎機能が落ちている場合には，一度，腎臓専門医に紹介することをお勧めします.

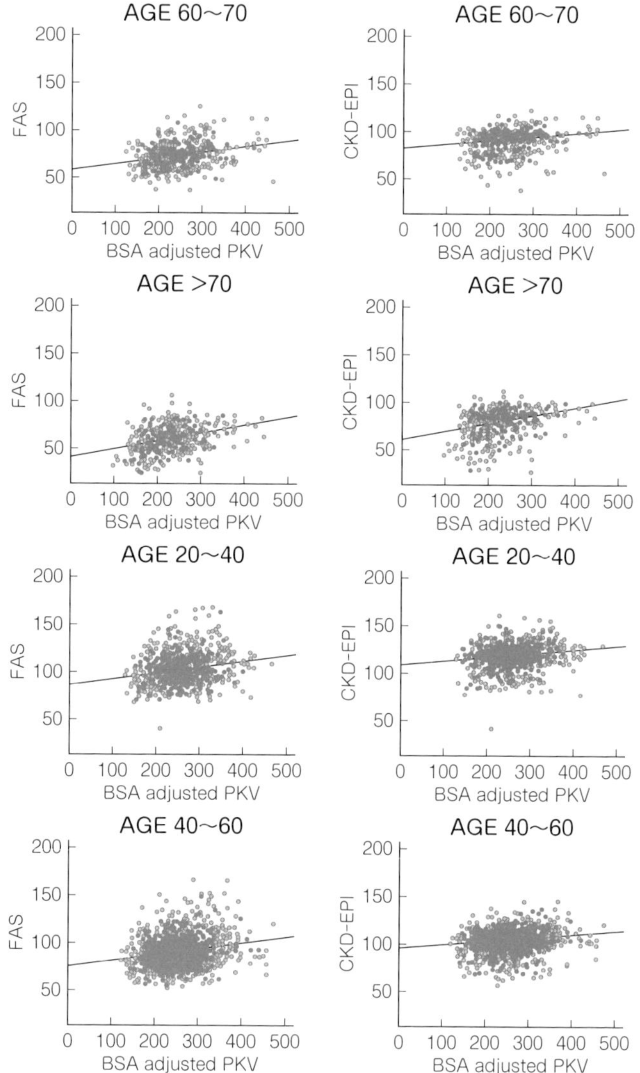

図2 体表面積（BSA）で補正した腎臓のサイズと腎機能の関係

Chronic Kidney Disease Epidemiology Collaboration（CKD-EPI）and full age spectrum（FAS）equations. 共に腎機能を表す.

15
尿酸の治療を腎臓専門医はどう考えていますか

CKD G3aの患者の尿酸値の治療について，腎臓専門医はどう考えているのでしょう？

本章参照文献一覧

Answer: 私見も含まれますが尿酸降下薬は痛風予防のために使うものであり，直接的な腎機能低下抑制効果は期待していません．

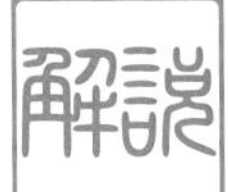『高尿酸血症・痛風の治療ガイドライン第3版』には，「腎機能低下を抑制する目的に尿酸降下薬を用いることを条件付きで推奨する」とあり，「降圧薬使用中の高血圧患者では痛風や腎障害を合併しやすいために，痛風や腎障害の抑制を目的に尿酸降下薬の投与は推奨される」と書いてあるじゃないか？　と思われるかもしれません．

うーん，でも私の知るかぎり，尿酸を下げることにより腎保護をできたという実感もないですし，きちんと証明した論文を読んだこともありません．

『CKD診療ガイド2018』にも「高尿酸血症を有するCKD患者に対する尿酸低下療法は腎機能悪化を抑制し，尿蛋白を減少させる可能性があり，行うよう提案するC2」とありますが，本文を読むと「結果の解釈には注意が必要」，アロプリノールの尿タンパク減少については「さらなる検証が必要」，フェブキソスタットの尿タンパク減少には「有用な可能性がある」，トピロキソスタットにでは「尿蛋白減少効果が期待される」とどれも歯切れが悪いです（腎機能障害進展抑制効果についても読んでみればわかると思います）．まあ，それをふまえてC2という提案なのだと思います．このC2がどのくらいの重み付けかというと，

- アルファベットはエビデンスのグレード

  A（強）：効果の推定値に強く確信がある

  B（中）：効果の推定値に中程度の確信がある

  C（弱）：効果の推定値に対する確信は限定的である

  D（非常に弱い）：効果の推定値がほとんど確信できない

JCOPY 498-22480

・数値は推奨レベル.
1：強く推奨する
2：弱く推奨する・提案する なし：明確な推奨ができない

と書いてあります．あんまり実感がわきませんね．では他の項目と比べてみましょう．『CKD 診療ガイド 2018』で C2 の箇所は結構たくさんあります．肺炎球菌ワクチンやクレメジン®，75 歳以上へのスタチン＋エゼチミブ，肥満やメタボリックシンドロームの運動療法，保存期の高 P 血症の治療中が C2 となっています．

そこから考えると，尿酸降下薬は「あくまで痛風を予防するための薬」ととらえたほうがよさそうです．

で，気になったのが「降圧薬使用中の高血圧患者は痛風や腎機能障害を起こしやすい」という文言です．

私の知るかぎり，

・一部の利尿薬で尿酸があがる（主にループ利尿薬，サイアザイド系利尿薬）
・高尿酸血症は痛風発作を増やす

という論文はありますが，「降圧薬使用中の高血圧患者が痛風発作の頻度を上げるか？」に対する回答はなかなか見つかりません．

こちらの論文には，アムロジピンはリシノプリルやクロルタリドン（日本では使えないサイアザイド系薬剤）のなかでアムロジピンが痛風発作を下げた，とあります 図1（Juraschek SP, et al. J Hypertens. 2020; 38: 954-60）.

しかしながら，これはアムロジピンが他の薬に比べて痛風発作を減らすことを示しているに過ぎません．他にも似たような論文がいくつかありますが，この論文中（Choi HK, et al. BMJ. 2012; 344: d8190）には，「Certain antihypertensive drugs also increase the levels of serum uric acid and thus may contribute to the risk of gout」とあるので，降圧薬自身が痛風発作頻度を上げるというよりは，降圧薬（特に利尿薬）が血清尿酸値を上げることにより痛風発作を増やす，と捉えたほうがよさそうです．

だとすると，現時点では「あくまで痛風発作を減らすための薬として尿酸降下薬を使う」というスタンスでよいでしょう．強いていうならば，痛風発作 → NSAIDs という流れで腎臓が悪くなる可能性がありますので，こちらを減らすために一生懸命予防している，と考えると少し好意的に受け取れるかもしれません．

時代は RAA 系降圧薬の高 K 血症をロケルマ®でコントロールしやすくなってい

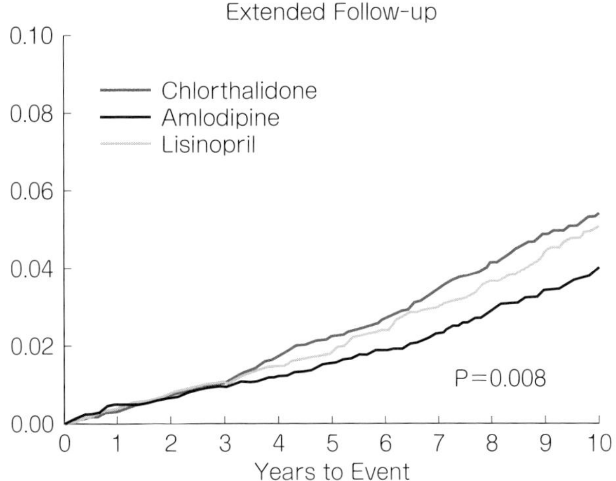

図1 降圧薬と痛風発作の関係
(Juraschek SP, et al. J Hypertens. 2020; 38: 954-60.)

ますし，SGLT2 阻害薬なども CKD に題するエビデンスがでてきていますので，これらが優先で「腎保護のために尿酸を下げる」のは後回しという事になります．

尿酸低下薬で，血圧が下がったという報告もありますが (Soletsky B, et al. Hypertension. 2012; 60: 1148-56. McMullan CJ, et al. Clin J Am Soc Nephrol. 2017; 12: 807-16. Gunawardhana L, et al. J Am Heart Assoc. 2017; 6: e006683)．あくまで，副作用と捉えて，降圧は降圧薬で行い，尿酸は痛風予防として使い，過降圧にならないように気をつけるくらいがよろしいかと思います（もし，尿酸低下薬が高血圧の適応が通れば話は別です）．

16

慢性腎臓病でなかなか改善しない浮腫について対応を教えてください

Q 慢性腎臓病患者が浮腫コントロールのために入院しました．サムスカ®を使用しましたがなかなか浮腫がとれません．サムスカ®を増量すればよいでしょうか？

本章参照文献一覧

Answer: 入院しているのであれば，減塩が十分にできているか，フロセミドの量が十分だったか，についてまず確認してください．

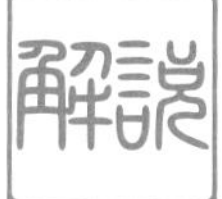

体液量コントロールの基本は減塩です．最近の流れですと，無駄に安静にさせるよりは，適度なリハビリを入れたほうがよいと考えられています．下腿浮腫が強いときなどは，臥床時に足を少し高くするなどの配慮をしたほうがよいでしょう．

さて，体液量過剰が良くならない場合，原因の８割は減塩が不十分です．なぜか常食がでている，患者の買い食い，家族からの差し入れ，などが考えられます．

心臓食や高血圧食ですとだいたい塩分 6g/ 日ですので，この食事が正しくオーダーされているか確認してください．他にきちんとチェックすべきなのは尿中のナトリウムです（Q9：減塩チェックも参照）．24 時間蓄尿して Na 排泄量を計算し，食事の塩分と比べてマイナスバランスになっているのが理想的ですが，最近は衛生面などの問題から蓄尿をオーダーしにくい施設もあるので，スポット尿を入院時と比較して Na/Cr が減っているかどうかチェックするのでもよいでしょう．

また，浮腫がよくならないときは体重のチェックも必要です．入院すると体重が減る人が多いですが，体重が横ばいなのであれば経験上は上記のどれかがうまくいっていないと考えます．

利尿薬を服用していても，それ以上の塩分および水分を摂っていれば体液量は減らせません．

※最近は浮腫の捉え方が変わりつつあるようです．浮腫を体液量過剰による結果，いわゆる overfilling 説だけではなく，Na 代謝の緩衝する場所として皮下組織が活躍しているという話題があります．

この質問のケースでは，フロセミドで尿量が十分出なかったためにサムスカ®を選択したものと想像しますが，まずチェックすべきポイントは「フロセミドの量が十分だったか？」です．フロセミドはThreshold drug（閾値を超えないと尿が出ない，超えれば尿が出る）といわれ，用量依存的ではないことに注意が必要です．目安としては20-40 mg×Cr値です（静脈注射の場合．内服の場合はバイオアベイラビリティが50%なので倍の量が必要になります，さらにこれは食事の影響を受けます（McCrindle JL, et al. Br J Clin Pharmacol. 1996; 42: 743-6. Kramer WG. Am J Ther. 1995; 2: 499-503）．十分な量を使っても出ない場合，またはフロセミドがアレルギーなどで使えない場合にはサムスカ®がよい適応です（フロセミドアレルギーとはそれほど見たことがありませんが，サルファ系の薬にアレルギーの既往がある人には注意するべきです）．

これらの他の利尿薬が尿量を増やすかというのは難しい問題ですが（というよりも，クラシックすぎてキチンと調べている読者もそんなにいないかもしれません），スピロノラクトンは新生児の尿量を増やしたという論文があります（Walker RD, et al. Can Med Assoc J. 1964; 91: 1149-53）．エサキセレノン（ミネブロ®）は添付文書に「尿量を増やさない」とあります．セララ®（エプレレノン）はデータを見つけられませんでした．ただし生理学的にはこのクラスの薬はNa再吸収の2-3%程度までしか関われないので，ループ利尿薬ほどの利尿効果を期待してはいけないでしょう．せいぜいループ利尿薬の上乗せ程度と考えてください．

サイアザイドが一過性（1-3日程度）にNaの排泄を増やすことは間違いありません（Laufer ST, et al. Can Med Assoc J. 1964; 91: 315-8）．尿量を増やすかどうかについては確認がとれません．私の好きなBurton DR "Clinical Physiology of Acid-Base and Electrolyte Disorders" にも "These response make the thiazide less useful in the treatment of edematous states but are not a problem in uncomplicated hypertension, where marked fluid loss is neither necessary nor desirable" とあります．え？　英語がわからない？　こういうときはDeepL（翻訳ソフト）に入れてみましょう．えいっ．「これらの反応により，チアジドは浮腫みのある状態の治療にはあまり有用ではないが，著しい体液の減少が必要でも望ましいわけでもない，合併症のない高血圧症では問題とならない」，なんかこなれていませんね．超訳すると「サイアザイド系は浮腫がある状態では有効性は低いが，大幅な体液量異常のない高血圧には使いやすい」となります．

そうなると，体液量を過剰に使うのはやはりループ利尿薬がメインということになります（マニアックな話をすると，慢性的にループ利尿薬を服用しているときにサイアザイドを入れると若干 Na 排泄量が増えますが……尿量はあまり変わりません（Loon NR, et al. Kidney Int. 1989; 36: 682-9）.

もっと突っ込んでみましょう，例えばこちらの論文，なんと尿量で評価していない！ PV＝plasma volume で評価してあります（Wollam GL, et al. Am J Med. 1982; 72: 929-38）. こちらの論文などは，あくまで血圧などが下がることが示されていますが，尿量は述べられていません（Agarwal R, et al. Am J Nephrol. 2014; 39: 171-82）. このように厳密な意味では尿量を増やすかどうかは今一わかりません.

フロセミド＋アセタゾラミドが，フロセミド＋ヒドロクロロジドといわれますが，こちらも 1,500 mL／日程度の尿量がアセタゾラミド群で 250 mL 程度増えたとあります（Fallahzadeh MA, et al. Am J Kidney Dis. 2017; 69: 420-7. Am J Kidney Dis. 2017; 70: 305）.

これを臨床的にどうとらえますか？　という思考回路が必要です.

教科書などで尿量を増やす！　とあっても臨床上に必要な対象に，必要な量の尿が出ているかは別の問題としてとらえる必要があります.

いずれにせよ，どの利尿薬も一過性に Na 排泄や尿を増やしますが，必ず代償して次の平衡に達します，このことは生理学的に重要です.

体重が順調に減っているのに浮腫が良くならない場合は，体液量過剰以外の問題を考える必要があります. 具体的には，甲状腺機能（低下症でも亢進症でも浮腫を起こします. ただし低下症の場合には non pitting edema が多いです），Ca 受容体拮抗薬，深部静脈血栓などを考える必要があります.

Q アルブミンの使用はどうしますか？

Answer: 臨床的には使われています.

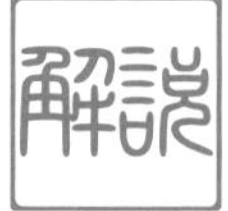

われわれ腎臓内科がよく見るネフローゼ症候群ではどうでしょうか？例えばこちらでは 7 例のネフローゼ症候群に使われています，尿量はフロセミド vs アルブミン＋フロセミドで　1,730＋/－199 vs 2,051＋/－199 mL です. たしかに，アルブミン群で尿が多く出ていますが，臨床上 1,500 mL

JCOPY 498-22480

以上出ているときに＋300 mLの上乗せが本当に欲しいか？ということがポイントだと私は思います（Na KY, et al. J Korean Med Sci. 2001; 16: 448-54）．

こちらも尿量はフロセミドvsアルブミン＋フロセミドで1,700＋/－826 vs 2,175＋/－972 mLと差がありませんでした（Ghafari A, et al. Saudi J Kidney Dis Transpl. 2011; 22: 471-5）．他にも似たような論文はこちらにあります（Fliser D, et al. Kidney Int. 1999; 55: 629-34）．

差が出ないという論文もあげておきましょう（Phakdeekitcharoen B, et al. BMC Nephrol. 2012; 13: 92）．

たしかに，アルブミン＋ラシックスでは尿量は増やす傾向になりそうですが，すでに（臨床上困らないレベル）出ている尿量に上乗せで効果はありそうですが，臨床上困る「尿が出なくて浮腫がコントロールできない状況」とは異なりますので留意する必要がありそうです．

Q 体重を測らないで何とかなりませんか？

Answer: 何ともならないと思います．

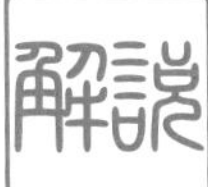

体重を測らずに体液量のマネージをするのは難しすぎて私にはとてもできません．栄養状態，薬の調整などを考えるにあたって体重は超基本的なパラメータなので測定することを強くお勧めします．

Q カフェインの話について教えてください．

Answer: 利尿薬としては期待できません．ヘルスプロモーション上知っておいたほうが良いことが若干あります．

解説 余談ですが，浮腫に対して「水をたくさん飲んでむくみを出す」という指導が民間でされることがあります．しかし，これは体液量過剰を増悪したり，低 Na 血症を起こす懸念があるので避けるよう説明してたほうがよいです（Q17 参照）．

隣のおばちゃんが無責任に，「コーヒーに利尿効果があるからたくさん飲んだら？」なんて言うことがありますが，尿量を増やすという根拠を見つけられません（酷いことに，このようなことをいう医療従事者もいます）．

孫引きした 1920 年代の論文でも増えないと言われていますし（どうしても原著にあたれませんでした），2000 年代に入ってからの論文では，水 vs 同量のカフェイン入りコーラ vs 同量のカフェイン入りノンカロリーコーラを比較したところ尿量は増えませんでした（スポンサーはコカ・コーラですが）(Grandjean AC, et al. J Am Coll Nutr. 2000; 19: 591-600)．

この論文には血中濃度との関連がなかったのでさらに突っ込んで調べると，もう少し古い論文で，「abstract にカフェイン 360mg で 90mg 摂取よりも尿量が増えた」とあるのを見つけました．原著によると「Urine volume was increased by caffeine at most time periods although individual means did not differ significantly from placebo. The cumulative hourly urine volume was recorded for each dose of caffeine and only the cumulative value 3h after 360 mg differ significantly from placebo（$p<0.05$）」とあり，残念ながらデータがなく「どのくらい増えたか」がわかりません（17 mL なのか 1,009 mL なのかわからない）．尿量に関しては水分摂取量の調整などがどのくらい厳密に行われたかなど難しい問題があります (Passmore AP, et al. Clin Sci（Lond）. 1987; 72: 749-56)．いずれにせよ，通常はカフェインによる利尿効果はほとんど期待できないと考えてよく，単にコーヒーによって水分摂取が増加したことによる影響が大きいでしょう．

カフェイン摂取については日本では厚生労働省が「妊婦には 200mg/ 日」を勧めています（〈https://www.mhlw.go.jp/stf/seisakunitsuite/bunya/0000170477.html〉 2022/5/17 閲覧）．普通の人もこのくらいにしておいたほうがよいでしょう．こちらの論文では，8 g 以上摂取した 4 例が人工呼吸器管理となったと書いてあります (平川昭彦，他．日本中毒学会機関誌．2016；29：343-6)．

食品にどのくらいカフェインが入っているかを調べると，コーヒー 100 mL で 60 mg，市販のエナジードリンクで 30-150 mg/100 mL 程度でした（上記の厚生労働省の HP では，300 mg/100 mL 含まれているモノがあるようですが，見つけられませんでした．どなたかご存知でしたら教えてください）．コーヒーを 10 L 飲むのは現実的ではありませんし，エナジードリンクを 5 L 飲むとすると 100 mL＝50 kcal として 2,500 kcal になりますから別の心配が生じます（ペットボトル症候群など）．

薬局で買えるエスタロンモカ®錠には 1 錠につき無水カフェインが 100 mg 入っているので，これを大量摂取すれば重篤な合併症をきたすことがありえます（これをたくさん飲む人は睡眠導入剤や抗不安薬も大量に飲んでいる懸念があります）．風邪で頻用される PL 顆粒にも一包あたり，50 mg 弱入っています．

こういう安価な薬で死亡することができると一般の人が知ってしまうと，自殺企図のある方に使われて困ることもありそうですよね（He WJ. et al. Clin J Am Soc Nephrol. 2021）．カフェインのメリットを示唆する論文もありますが，あくまで血清の metabolites の好ましい変化という程度であり，こういう魅惑的な論文はきちんと読む必要があります．尿管結石は減らしそうな印象はあります（Yuan S, et al. Am J Kidney Dis. 2021: S0272-6386. 00712-5）．

私もコーヒーが大好きですが，あくまで嗜好品の範囲で楽しむのがよさそうです．さっきコーヒーを 2 杯飲んだらトイレに行きたくなりました．

17

CKDに対して水分摂取を励行したほうがよいでしょうか

Q 慢性腎臓病（CKD）患者さんに水分摂取を励行することが多いですが，これには何かエビデンスはあるのでしょうか？

本章参照
文献一覧

Answer: 私が知るかぎりにおいて，エビデンスレベルの有効性を見かけたことがありません．

解説 腎臓学会からでている『慢性腎臓病生活・食事指導マニュアル』P.87では「尿の排泄障害がない場合には，水分は健常者と同様に自然の渇感にまかせて摂取する．腎機能が低下している場合の水分過剰摂取，または極端な制限は行うべきではない」とあります（ただしP.55には「尿酸の排泄を促すために，水分は十分にとる」とありますが）．

CKDステージ3では1-1.5L日余分に水分を摂っても腎機能に差は生じませんでした（Clark WF, et al. JAMA. 2018; 319: 1870-9）．

個人的には無責任に「水を飲め」という指導は避けて頂きたいと考えています．理由は，「水を飲め」という指導自体がかなり曖昧だからです．自分が患者に水分摂取を励行するならば，適正な体重を見極め，下回ったときは多めに，上回ったときには控えめに，と指導します．

どのくらい飲めばよいですか？　と聞かれたら，「いつもの体調のときの尿と同じ回数と濃さになるように飲んでください」と答えています．「1日1,000 mL飲んでください」のように伝えると，それがアンカリング効果というか調整ヒューリスティックというか，「1,000 mL必ず飲む人」が増えてしまう印象です．ですから体重ベースで飲んで頂くのがよいと考えています．

体重ベースの理由は他にもあります．じつは食事にもかなりの水分が含まれています．例えば，キウリの水分量は生で食べると100 gあたり95.4 gです（これは牛乳の100 gあたり87.4 gよりも多いです．ネットでよく使われるネタですね（文部科学省．食品成分データベース（2022年2月閲覧））．キウリ100 gは1本程度ですので，夏ならばそのぐらいは食べるかもしれません．当然おかゆのような食形態では水分量が増えますし，このほかに代謝水などもありますので，ここまで含めずに飲水だけを制限しても効果は薄いと思います．

では改めて，なぜ安易に「水を飲め」と言うべきでないか考えてみましょう．例えば，下痢や脱水のときに「真水だけ」を飲んだとしたらどうなるでしょう？ 腎臓が一生懸命再吸収して低Na血症になってしまいます．

例えば小児科では低張液が低Na血症を増やすことが知られています (McNab S, et al. Lancet. 2015; 385: 1190-7)．小児科できちんと補液をするのであれば，こちらを読むことをオススメします (三浦健一郎，他．日児腎誌．2019；32：77-9)．

高齢者でのデータを見つけることができませんでしたが，「ちょっと調子が悪かったので低張液を補液されてさらに具合が悪くなる，採血で調べると低Na血症」という高齢者の症例にしばしば出会いますので，高齢者においても3号液，500 mLも補液するならば，生理食塩水100 mLを補液したほうがマシな気がします（そもそも，経口補水液で十分な病態に対して点滴をするということ自体全く理解できませんが）．

一方，水分摂取のメリットとして『尿路結石症診療ガイドライン　2013年版』では，シュウ酸カルシウム結晶の再発予防について「尿量を2,000 mL／日以上確保する事が必要であり，食事以外に2,000 mL以上の飲水を指導する」とあります．ただ，水分は食事からも結構摂れますし，あまりアンカーになって欲しくないなと思います．2,000 mL程度尿が出るとなると尿の回数は増えますので，夜間にトイレに立つ際の転倒などには十分に気を付けて頂きたいです．

日本の尿路結石の疫学調査では，図1 (Sakamoto S, et al. Int J Urol. 2018; 25: 373-8) のように男性は50歳代，女性は60歳代をピークとして尿路結石の発症が減りますので，どこかのタイミングで頻尿（特に夜間）によるデメリットなどを考えて指導を変える必要があるでしょう．

「尿路結石にはビールを飲むとよい」という話をよく聞きます．尿酸の過剰摂取になりそうですが，ガイドラインなどにはそのようなことは明確には書かれていません．

話は少しずれますが，飲酒による利尿効果についてはどうでしょうか．教科書などには「アルコールがADHの分泌を抑制する」とありますが，この根拠となる論文はおそらくこちらです (Eisenhofer G, et al. Am J Physiol. 1982; 242: R522-7)．

論文中では20～100 mg%（海外の論文にでてくるmg%という単位は100 mLの

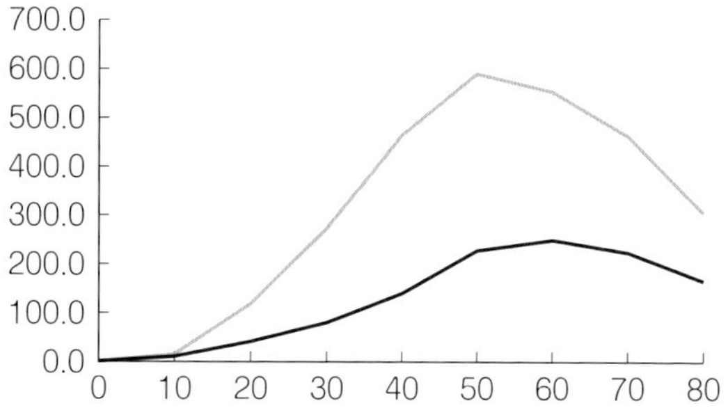

図1 10万あたりの上部尿路結石発症率

緑：男性，黒：女性

(Sakamoto S, et al. Int J Urol. 2018; 25: 373-8)

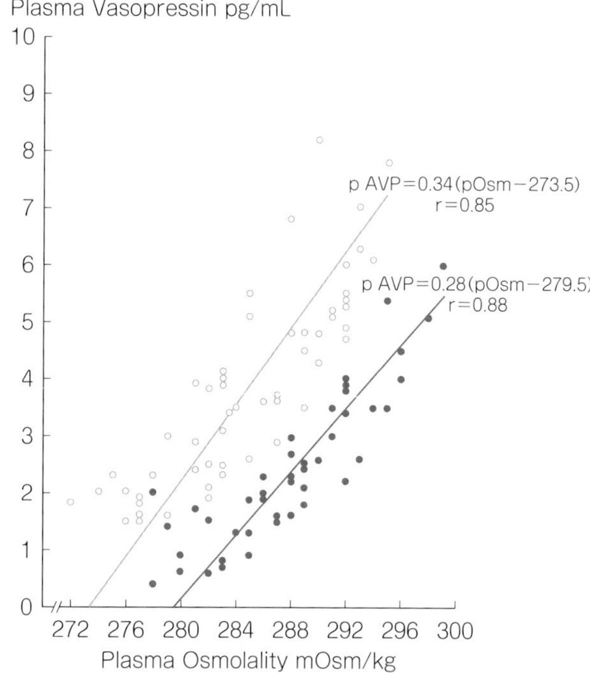

図2 エタノールあり，なしでの血清浸透圧とのADH (vasopressin) 濃度の関係

(Eisenhofer G, et al. Am J Physiol. 1982; 242: R522-7)

血中に含まれるアルコール量mgです）ですが，道路交通法による酒気帯びの基準は呼気中に0.15 mg/Lを超えることです（2022/4/20現在）．これは血液中0.3 mg/mL＝血液30 mg/%に相当するとあります．論文中の血中濃度は生理的範囲内といえそうです．私がアルコール濃度5%のビールを500 mL飲むと，血中濃度は大体0.04%程度になるようで「爽快期」にあたります．しかし，ビール500 mLの水分負荷がかかっていますので，体液量が増えたことによりADHが抑制された部分を考慮していない可能性があります．しかし，この論文では高張食塩水＋/－エタノールでADHの濃度を測定しており，非常にテクニカルで面白いです（要するに同じボリュームにしてエタノールの効果を見たということです）．日常生活で「ビールを飲むとトイレが近くなる」と感じるのはこのようなメカニズムだと考えられます（もちろん，水分摂取による体液量過剰も尿量増加に関わっています）．

ところで先ほど，何故“キウリ”だったの？ “きゅうり”じゃないの？ と思われたかもしれませんが，村上春樹の『ノルウェイの森』で緑の父親と会うシーンで印象的に使われており，私もこの表現を使うことにしています．このほか『1Q84』でも「キュウリのようにクール」という表現がでてきます．『世界の終わりとハードボイルド・ワンダーランド』でも主人公がキュウリとハムとチーズのサンドイッチを食べますよね．意外とキウリが登場するシーンが村上作品には多いと思います．また，ビールも作品中によく登場しますよね．ビールとキウリをみたら先ほど解説したようなADHの話があったな……と思いだして頂ければ幸いです．

18

どのようにCKD患者に低タンパク食を勧めればよいでしょうか

Q 保存期慢性腎臓病（CKD）で特に尿タンパクが多い患者では，低タンパク食療法をしたほうがよいと思いますが，具体的にはどのような患者が対象になるでしょうか？
また，低タンパク食の目標について目安を教えてください．

本章参照
文献一覧

Answer: 最近は全例に低タンパク食を勧める流れではありません．

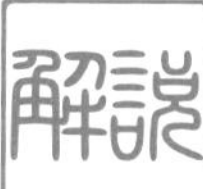

「慢性腎不全＝低タンパク食」は，2022年代の現在でも反射的にこのような食事のオーダーをする医師がいます．なぜそうなのか？はわからないですが，腎臓病の食事指導の歴史をふまえて解説しましょう．

現在と比べて，昔は本当に腎臓病の治療法がありませんでした．そのような中，低タンパク食はRAA系降圧薬が広く使われる前の1990年代以前にに先人が工夫して行った治療です．歴史を紐とくと，1920年前後に食事療法で尿毒症が改善したという報告が書いてありました．（平田清文．食事療法のあり方．In：新編腎臓病の医療管理．東京：医歯薬出版．1981．P.135-278）私が知っているもっとも古い論文は，1948年のKempnerのRice-Fruit-sugarによる食事で血圧のコントロールを行ったという論文で，この論文の中に低タンパク食が登場します（Kempner W. Am J Med. 1948; 4: 545-77）．その後，1964年にGiordano-Giovannettigaらが低タンパク食が慢性腎不全に有効だと発表しました※（Giordano C. J Lab Clin Med. 1963; 62: 231-46）．

日本の低タンパク食の歴史を探るためにいろいろな文献を調べると，浅野誠一先生の論文にたどり着きます（浅野誠一．日内会誌．1968; 46: 912-26）．しかし，原本は内科学会の講演録であって，この「腎機能とその臨床」という項目がみつかりませ

※ 通称GG食．これを見るたびに西武ライオンズ→千葉ロッテマリーンズのG.G.佐藤選手を思い出します．佐藤選手のGGの由来は「爺くさい」からだそうです，2021年シーズンは仙台二高の同級生の江尻慎太郎と一緒に楽天イーグルス戦の解説で見かけました．2022年シーズンはまだ見かけておりません．

ん．恐らく孫引きか何かだと思います．キチンと原著に当たらないとダメですね．この中では，浅野誠一先生は低タンパク食については述べておらず高血圧の食事指導についての発表をされています．実は，減塩食については，私の所属する東北大学第二内科の二代目教授中沢房吉先生が1951年の内科学会で宿題報告として「高血圧病（臨床的方面と報告）」があります．この中にすでに「食塩の制中が血圧降下の最良の方法の一つであることは深くAMBORD（筆者注：Ambard L. et al. Arch Gen Med. 1904; 1: 520-33）により唱えられ，近くAllen, Serrill（筆者注：Allen FM, J Metab Res. 1922; 2: 429-545）の立証せる所であり，また，動物実験的にも食塩の強制的流壁が血圧の亢進をきたすことは，Handler Bemheim（筆者注：Handler P, et al. Am J Physiol. 1950; 160: 31-40）．Saphstein（筆者注：Saphstein LA, et al. Porc Soc Exp Biol Med. 1950; 73: 82-5）の証明した所であるから，食塩の過剰摂阪は塩圧亢進のかなり有力な一因子と見做すことが出来よう」としています．

話が減塩にかたむいてしまいましたが，まあ，1960年代には日本でもすでに低タンパク食が取り入れられていたのでしょう．その背景として，この時代には降圧薬がほとんどなかったことを考慮する必要があります．1950年台にレセルピン，1960年台にサイアザイド系利尿薬，1978年にβ遮断薬が登場したくらいで，様々な降圧薬が手に入る現在とは状況が全く異なります（ちなみに日本で透析医療が保険適用になったのは1967年です．これ以前，1960年前半に京大病院などで血液透析が行われていたという記載もあります）．現在，食事指導に定評のある病院は，おそらくこの時代から栄養指導を行っていたという歴史があるのではと推察しています．

また基礎的な観点からは，1982年にBrenner博士がhyperfiltrationの仮説を発表し（Brenner BM, et al. N Engl J Med. 1982; 307: 652-9），後に5/6腎摘ラットで基礎的な裏付けをとりました（Hostetter TH, et al. Am J Physiol. 1981; 241: F85-93）．師匠の伊藤貞嘉先生からBrenner教授と一緒に写っている写真を見せられびっくりしました（かなり大柄な先生でした．Brenner先生が「僕の業績は遠くに行けば行くほど価値がある」と言っていたよ，と教えてくれました）．

低タンパク食はこの頃に日本で大きく拡がったと考えられます．となると，やはりきちんとした論文のサポートが必要ですが，二つの大きな研究では残念ながら低タンパク食の有効性が確認できませんでした（遵守率など様々な問題はあったと思いますが．Locatelli F, et al. Lancet. 1991; 337: 1299-304. Klahr S, et al. N Engl J Med. 1994; 330: 877-84）．

コンプライアンスも重要，指導も時間がかかる食事指導は患者も医療側も大変だったと予想します．こうした流れのなか，1983年に発売されたカプトプリルをはじめとするACE阻害薬に大規模研究の結果がでてきたことを機にRAA系降圧薬の時代が訪れます．加えて様々な降圧薬も登場しました．私の師匠である田熊淑男先生によるACE阻害薬が糖尿病性腎症のネフローゼレベルの尿タンパクを減らしたNEJMの論文が出されたのは1985年のことです（Taguma Y, et al. N Engl J Med. 1985; 313: 1617-20）．

また，MRFIT試験（Klag MJ, et al. N Engl J Med. 1996: 13-8）や，沖縄での疫学研究において高血圧が腎臓機能障害に関わる事が明確になってきた（Tozawa M, et al. Hypertension. 2003; 41: 1341-5）こと，1993年にはアムロジピン®，1998年にはロサルタン®（ARB）といった薬が発売され，それらを販売する製薬企業の熱心なプロモーションもあり，慢性腎臓病の治療目標は血圧中心に大きくシフトしました．また，1998年に日本の透析導入の原疾患において糖尿病性腎症が慢性糸球体腎炎を抜いたことも，食事療法よりも血圧，血糖を下げる薬物療法に向かっていった要因の一つだと考えられます．

もちろん低タンパク食の研究は脈々と続いており，様々な論文が存在します（出浦照國．日内会誌．1993; 82: 1822-29）．何故この論文を知っているかというと，私が一時期テーマにしていた「腎梗塞」の論文が載っているのがこの号だったからです（槙野博史，他．日内会誌 1993; 82: 1802-6）．日本ではこの出浦照國先生が様々なところで，低タンパク食の有効性について発表しています（出浦照國，他．日内会誌．1999; 32. 323-25）．2010年台のメタ解析の論文では，症例を選べば尿タンパクを減らし，腎機能障害進行を抑制することが示唆されていますが，糖尿病では効果が少ない印象でした（Rughooputh MS, et al. PLoS One. 2015; 10: e0145505. Yan B, et al. PLoS One. 2018; 13: e0206134. Zhu HG, et al. Lipids Health Dis. 2018; 17: 141）．

私自身も，低タンパク食は症例を選べば有効であると考えています．そこで大事な点は栄養状態の把握です．2006年には低タンパク食の「栄養障害発症の懸念」が出てきています（中尾俊之，他．日内会誌．2006; 95: 368-73）．これは非常に重要な観点です．もう一人，前田益孝先生が腎臓病の栄養指導について様々な発表をされています．こちらの論文は重要だと考えています（前田益孝，他．日腎会誌．2003; 45: 20-4）．

おそらく，前田先生は不十分な栄養指導が栄養不良な状態を引き起こし，予後を悪化させているという可能性を懸念したのだと思います．たしかに，先人たちはカロリーは十分でタンパクを少なく，という指導をしていました（2,000 kcal，タンパク 20 g などがある）．その後，糖尿病性腎症が増えたことにより，血糖コントロールも行うためにカロリーが制限され，栄養不足に陥ったのではないかと推察します．

透析患者の導入年齢は年々上昇しており，2020 年には約 71 歳でした．低タンパク食がもっとも期待されていた時代である 1989 年は 58 歳程度です（日本透析医学会．わが国の慢性透析療法の現況）．そうなると，最近の概念であるサルコペニアやフレイルなどの併存疾患やその他の合併症の問題も出てきます．

これらの世界的な流れと，論文，低タンパク食を勧める人々の意見に私見を加えてまとめると，「全例に低タンパク食を勧めるということはない，栄養状態を確認しながら進めるべき」となります．

血圧や体重が十分にコントロールされた状態に対して管理栄養士と二人三脚とな

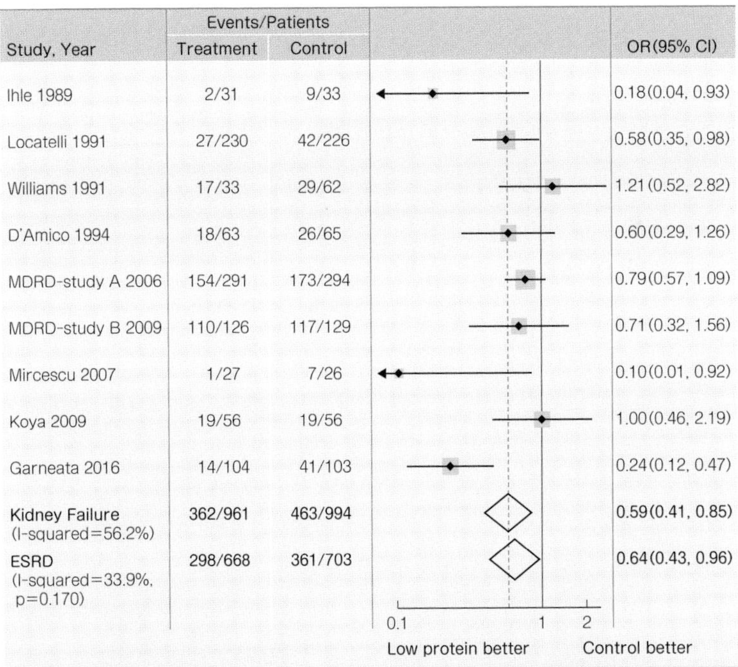

図1 末期腎不全をエンドポイントとした低タンパク食の効果のフォレストプロット

Low protein：低タンパク食

(Yan B, et al. PLoS One. 2018; 13: e0206134)

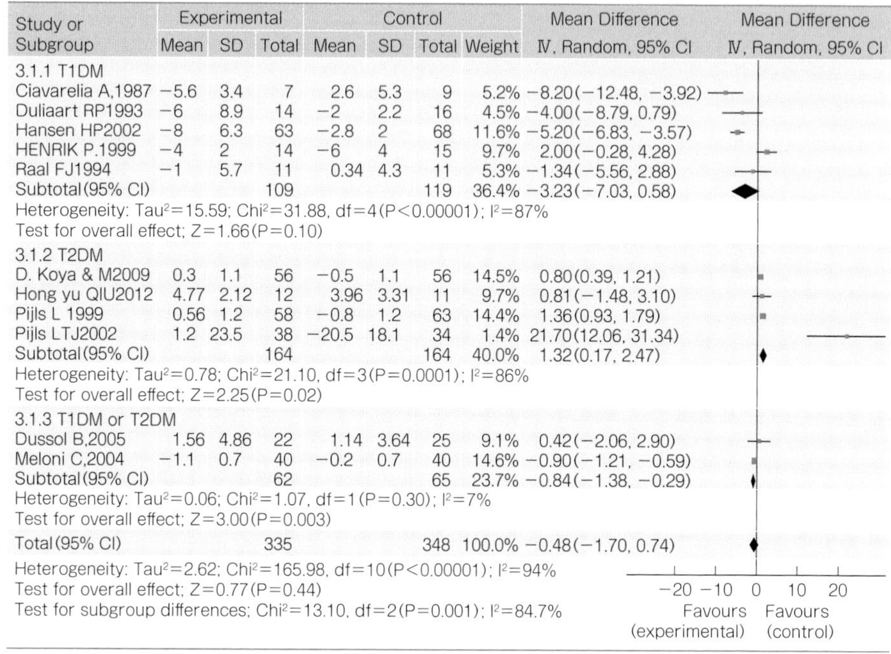

Study or Subgroup	Experimental Mean	Experimental SD	Experimental Total	Control Mean	Control SD	Control Total	Weight	Mean Difference IV, Random, 95% CI
3.1.1 T1DM								
Ciavarelia A,1987	−5.6	3.4	7	2.6	5.3	9	5.2%	−8.20(−12.48, −3.92)
Duliaart RP1993	−6	8.9	14	−2	2.2	16	4.5%	−4.00(−8.79, 0.79)
Hansen HP2002	−8	6.3	63	−2.8	2	68	11.6%	−5.20(−6.83, −3.57)
HENRIK P.1999	−4	2	14	−6	4	15	9.7%	2.00(−0.28, 4.28)
Raal FJ1994	−1	5.7	11	0.34	4.3	11	5.3%	−1.34(−5.56, 2.88)
Subtotal(95% CI)			109			119	36.4%	−3.23(−7.03, 0.58)
Heterogeneity: Tau²=15.59; Chi²=31.88, df=4(P<0.00001); I²=87%								
Test for overall effect; Z=1.66(P=0.10)								
3.1.2 T2DM								
D. Koya & M2009	0.3	1.1	56	−0.5	1.1	56	14.5%	0.80(0.39, 1.21)
Hong yu QIU2012	4.77	2.12	12	3.96	3.31	11	9.7%	0.81(−1.48, 3.10)
Pijls L 1999	0.56	1.2	58	−0.8	1.2	63	14.4%	1.36(0.93, 1.79)
Pijls LTJ2002	1.2	23.5	38	−20.5	18.1	34	1.4%	21.70(12.06, 31.34)
Subtotal(95% CI)			164			164	40.0%	1.32(0.17, 2.47)
Heterogeneity: Tau²=0.78; Chi²=21.10, df=3(P=0.0001); I²=86%								
Test for overall effect; Z=2.25(P=0.02)								
3.1.3 T1DM or T2DM								
Dussol B,2005	1.56	4.86	22	1.14	3.64	25	9.1%	0.42(−2.06, 2.90)
Meloni C,2004	−1.1	0.7	40	−0.2	0.7	40	14.6%	−0.90(−1.21, −0.59)
Subtotal(95% CI)			62			65	23.7%	−0.84(−1.38, −0.29)
Heterogeneity: Tau²=0.06; Chi²=1.07, df=1(P=0.30); I²=7%								
Test for overall effect; Z=3.00(P=0.003)								
Total(95% CI)			335			348	100.0%	−0.48(−1.70, 0.74)
Heterogeneity: Tau²=2.62; Chi²=165.98, df=10(P<0.00001); I²=94%								
Test for overall effect; Z=0.77(P=0.44)								
Test for subgroup differences; Chi²=13.10, df=2(P=0.001); I²=84.7%								

図 2 糖尿病性腎症に対する低タンパク食の効果

T1DM: 1 型糖尿病　T2DM: 2 型糖尿病

(Zhu HG, et al. Lipids Health Dis. 2018; 17: 141)

ります．タンパク量は 0.6〜0.8 g/kg/day が基準です．うまくいけば BUN が 20 未満となり，通常 10-15 程度の BUN/Cr が 5-10 になります．

ここでいえることは，低タンパク食を非専門医が無理に勧める必要はなく，経験豊富な専門医および管理栄養士がいる施設に任せるのがよいでしょう．少なくとも，患者に「低タンパク食にしてみたら？」ぐらいの軽い認識でパンフレットを渡すようなことは避けたほうがよいです．むしろ食事中の酸負荷を避けることが腎予後の改善に重要だと話は進化しつつある印象です (Navaneethan SD, et al. Clin J Am Soc Nephrol. 2019; 14: 1011-20. Yeung S, et al. Clin J Am Soc Nephrol. 2021: CJN. 00780121)．食事中の酸やアルカリに興味がある方はこちらをどうぞ．厳密にはアルカリの食品というのはなく，酸が少ないものを相対的にアルカリと読んでいるのでしょう (Akter S, et al: Japan Public Health Center-based Prospective Study Group. Am J Clin Nutr. 2017 ;106:146-54)．

2021年の腎臓学会の総会で「定期的な栄養指導を3-4年続けると，10年後には心血管事故を24人に1に減らせた．コストは10万円強」とありました．FROM-J研究の解析結果です（Okubo R, et al. J Ren Nutr. 2021; 312: 484-93. 斎藤知栄，他．日腎会誌．2015; 57: 811-8）．すでに診療サポートをすることによりeGFRの低下を緩やかにすることを示している大事な研究です（Yamagata K, et al. PLoS One. 2016; 11: e0151422）．

19

慢性腎臓病の運動療法とは何ですか

Q 慢性腎臓病に対する運動療法について教えてください.

本章参照
文献一覧

Answer：最近では運動療法がeGFRに効果がある可能性が示唆されています.

解説 最近の流れとして「運動はCKDに有効だ！」というデータが出てきて，過剰な安静を避けるようになってきています（もちろん，”Sitting is the new smoking”という言葉が出てきており活動性の高い生活で心血管事故を減らせることが示唆されています．悪性腫瘍の話は詳しくないですが，がんのリハビリテーションガイドラインや緩和医療学会のガイドラインにも運動療法がある事を考えると，すべての人に適度な運動は必要なのだろうと認識しています）.

なぜ，腎臓病に安静が必要か？ という話になると，教科書などには「運動をすると腎血流が低下する」ため，と書いてあることが多いです．私はどうもこのあたりがよくわからないのです．まず腎臓には血流のautoregulationが存在し，血圧の変化に応じて腎血流をほぼ一定に保ちます．個々に種々のメカニズムがあり，RAA系降圧薬が代表的な役割の1つを果たしています．図1 はイヌのデータですが，アンギオテンシンII（AII）を入れることで調整能が失われています（Hall JE, et al. Am J Physiol. 1977; 233: F366-72)．このあたりはパッと思いつくだけでも交感神経に代表されるカテコラミン系，カリクレイン・キニン系，ADHなどたくさんあります.

大まかに言えば，腎動脈圧（renal artery pressure: RAP）が低下しても，AIIなどで調整して，GFRは減らすけど腎血流は減らないとなります（この血流と血圧を別物と考えることが極めて重要です)．ただし，これはイヌですし，運動時のデータではありません.

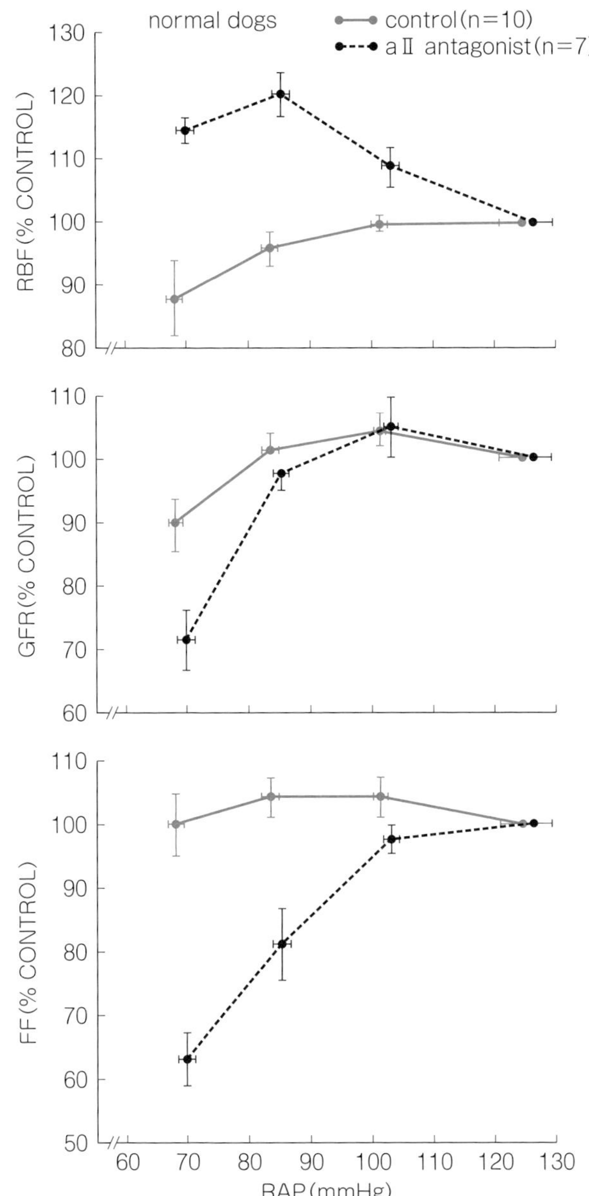

図1 腎動脈圧（RAP: Renal Artery Pressure），腎血流（RBF: Renal Blood Flow），糸球体濾過量（GFR），濾過率（FF）」の関係

（Hall JE, et al. Am J Physiol. 1977; 233: F366-72）

では，ラットになりますが，腎不全モデルラットに運動をさせるとeGFRが上昇するが，腎血流や血圧は変わらず，尿タンパクが減ったという基礎実験があります（Heifets M, et al. Kidney Int. 1987; 32: 815-20）．齧歯類もそうだから，人間はどうだろう？ たしかに，運動強度の高い場合には内臓器官への血流は減少するとテキストに書いてあります．

それらテキストに書いてあった引用文献を読んでみると（Castenfors J. Ann NY Acad Sci. 1977; 301: 151-9. Castenfors J. Acta Physiologica ScandinavicaVolume 70, Issue 2. P.207-14），14人の健康な男性にエルゴメーターで729 kpm/minの負荷で，腎血流が減ったとあります 図2．kpm/minがどの程度の負荷か？ 6 kpm＝1 wattという変換式があり（丸山仁司．"全身持久力とトレーニング"運動生理．1994; 9: 139-48），となると，約120 wattの負荷となる，エルゴメーター負荷試験では25 wattから3分ごとに25 wattずつ負荷を加えるとあるので5段階目となれば，それなりの運動強度でしょう．HRが120-130 bpm程度となる運動では腎血流が低下するようです．

むかしは超音波などが発達していなかったために，このような手法で腎血流を測定するのが普通でした．

余談ですが，C_{PAH}はパラアミノ馬尿酸クリアランスであり，臨床的な血漿流量（renal plasma flow: RPF）を表します．腎血流はこの血漿が40％であれば，0.40で除することによって腎血流量を測りました（血漿は遠心して割合を測ります）．同一個体であれば血漿量が極端に増減することはないという前提でCPAHが腎血流を表していると判断します．

C_{IN}はイヌリンクリアランスであり，糸球体濾過量です．濾過率（filtration fraction: FF）は，糸球体濾過値と腎血漿流量との比FF＝GFR/RPFを表します．

2000年代前半までの話ですが，クレアチニンを用いたCCrは筋肉量が減少した場合や，腎機能低下した場合にはデータに解離が大きいことが臨床上問題でした（そして日常臨床で行うには煩雑なことも問題でした）．そんな流れの中で日本中でイヌリンクリアランスなどを用いて日本人におけるeGFRを測りました，私も後期研修医のときに参加した思い出があります．これが現在広く使われる日本人のeGFRの予測計算式になります（Matsuo S, et al. Am J Kidney Dis. 2009; 53: 982-92）．このように基礎実験を元に色々な研究が成り立っているのです．

さて，このデータを見ると，たしかに，心拍出量は増えているものの，腎血流は減っています．

さて，120 wattがそこそこの運動強度だとするともう少し強い運動強度ではど

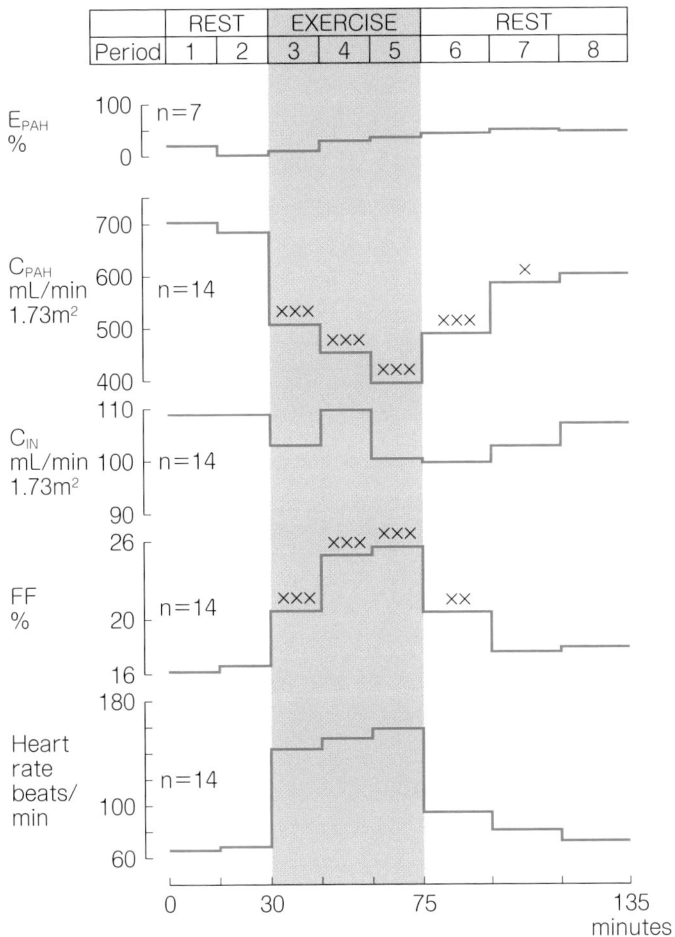

図2 運動と腎血流の関係

EPAH：パラアミノ馬尿酸排泄，C_{PAH}：パラアミノ馬尿酸クリアランス，
C_{IN} イヌリンクリアランス，FF：濾過率，HR 心拍数，Exercise
(Castenfors J. Ann N Y Acad Sci. 1977; 301: 151-9)

うでしょうか？こちらの論文では150kpm/min，900kpm/minとさらにキツい運動になると腎血流は減るようです (Grimby G. J Appl Physiol. 1965; 20: 1294-8).

このことは他の論文でも示唆されているのでOKでしょう (Tidgren B, et al. J Appl Physiol. 1991; 70: 2279-86. Kachadorian WA, et al. J Appl Physiol. 1970; 28: 748-52)．ただし，私の意見としては，心拍出量に占める腎血流量は相対的に減っているが，絶

JCOPY 498-22480

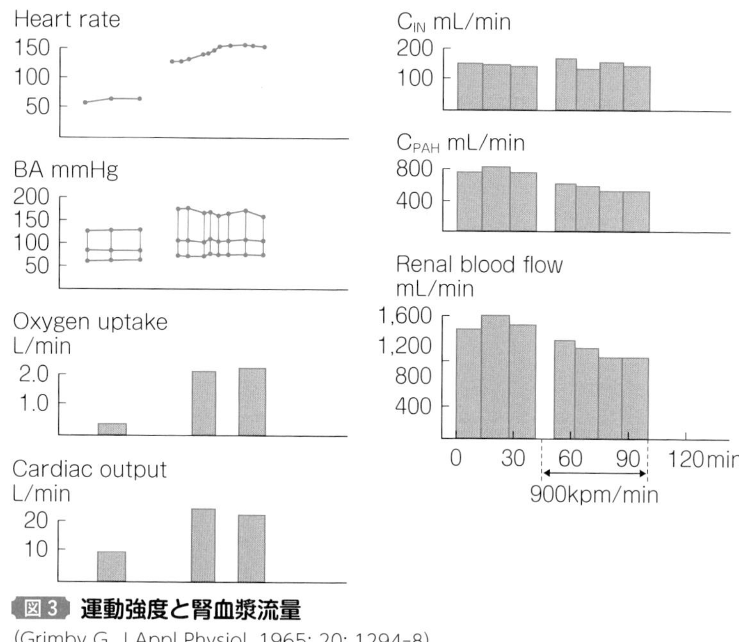

図3 運動強度と腎血漿流量
(Grimby G. J Appl Physiol. 1965; 20: 1294-8)

対量は余り変わらないのでは？ と捉えています（数学的には減っているが，臨床的には虚血になるような量ではない）．

では，それほどキツくない運動ではどうか？という研究では（鈴木久雄．日腎会誌．1995; 37534-42）があります．運動耐用能は人によって違っていたり，負荷の群分けがイマイチであったり（高強度で設定されてたり，患者の耐用能を考慮に入れず三段階の運動強度で行っていたり），腎機能の測定法の精度の問題などがありました．この研究ではそれらの問題を解決しています．具体的には最大摂取酸素量と換気性閾値を用いて，点滴静注による C_{IN} と C_{PAH} を使って測定しています．この論文で「GFR と FF は 健常人においては有酸素運動の範囲では変動せず，RPF も軽い運動強度では減少しない」ことがわかったのです．そうなると，ほどよい運動であれば腎血流は保たれると考えてよさそうです．

こちらの論文（鈴木政登．体育学研究．1995; 40: 248-52）では，一番強い負荷でも C_{PAH} が 600 mL/min なので．血漿量が 40%だとしても腎血流は 1500 mL/min で十分です．

安静が腎血流を増やすか？ ということに関してはこういう論文があります．私のアクセスできた最も古い論文です（White HL, et al. Am j Physiol. 1926; 78: 185)．一

JCOPY 498-22480

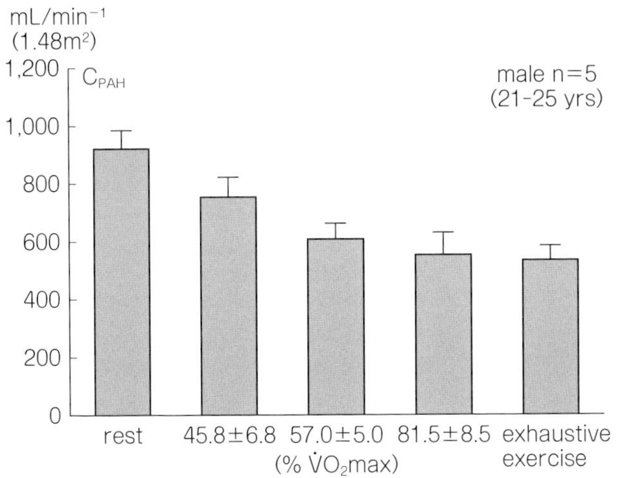

図 4 運動強度と腎血漿流量
(鈴木政登．体育学研究．1995; 40: 248-52)

般的には，立位になるとCCrが低下，尿量も低下，腎血流が低下というのが教科書には書いてあります（臥位より立位のほうが運動量が多いだけなのかもしれませんが），これも古い論文ですが，たしかに立位から座位で尿量が増えていることが見てとれます 図 5 (米津　穆．THE Kitakanto Medical Journal 1955. 30-41)．DRYとはドナジオ反応値という尿タンパクを測ったもののようです．

こういう論文があると，必ず出てくるのが「これは健常の腎臓であって，病的な腎臓ではうんたらかんたら」という人です．サイエンスとしては正しい姿勢です．

このように小児のMCNSの寛解期では運動負荷に腎血行動態が健常人と変わらないという報告があります (Berg U, et al. Acta Paediatr Scand. 1988; 77: 287-93)．もちろんタンパク尿が持続しているIgA腎症で，運動後に一過性に尿タンパクが増加して2時間後には正常値に戻ったという論文 図 6 があり (Fuiano G, et al. Am J Kidney Dis. 2004; 44: 257-63)，昔の腎臓内科医が運動直後のタンパク尿を見ていた可能性があります（IgA腎症の治療の歴史の所（Q6）も読んでほしいですが，扁桃摘出＋ステロイドパルス以前は腎炎も治療が限定的でしたし，低タンパク食で治療の流れ（Q19）を見ていただければわかりますが，治療法がない時代に，尿タンパクが増えるような行為は腎臓内科として許せなかなったというのは十分に理解できます）．

JCOPY 498-22480

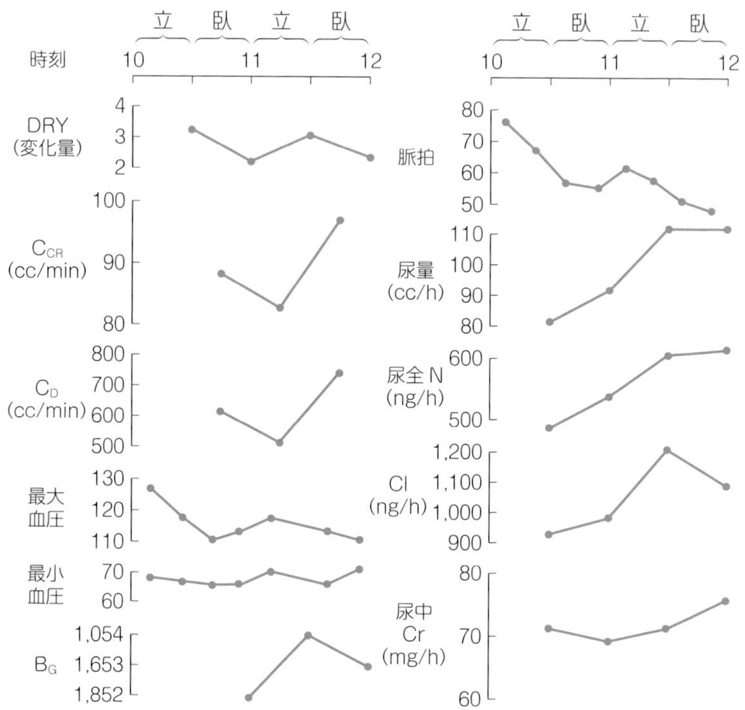

図5 姿勢の変化のDRY，腎臓その他に及ぼす影響

(米津　穆. THE Kitakanto Medical Journal 1955. 30-41)

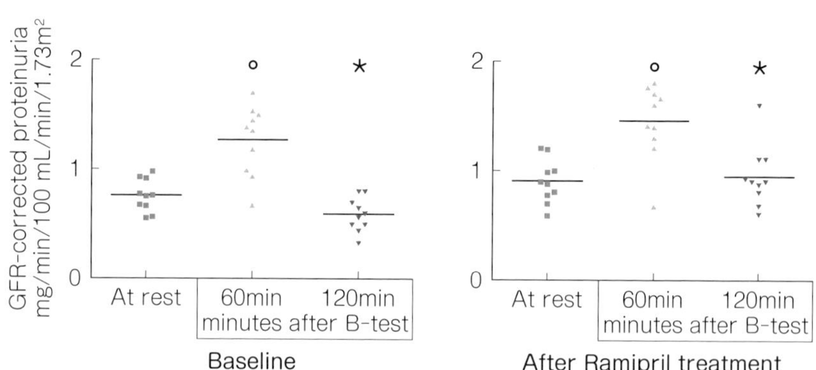

図6 IgA腎症患者における運動後のタンパク尿の変化

(Fuiano G, et al. Am J Kidney Dis. 2004; 44: 257-63)

そうなると，MCNS で全身浮腫や RPGN などの急性期は筋肉量を落とさない程度の ADL で落ち着いたら，運動を勧めるのがよろしいでしょう．

このような流れがある事を理解した上で，腎臓学会のガイドラインを覗いてみましょう．

『CKD 診療ガイドライン 2009 年』では，

「CKD 患者において運動疲労を起こさない程度の運動（5METs 前後）が安定した CKD を悪化させる根拠はなく，合併症の身体状況が許す限り，運動療法の定期的施行を推奨する」

という流れが，

『CKD 診療ガイドライン 2013』では，

「運動が CKD の発症 / 進展に影響を与えるかは明らかではない」

となり，

『CKD 診療ガイドライン 2018』では，

肥満・メタボリックシンドロームを伴う CKD 患者において，運動療法は推奨されるか？

推奨

運動療法は，CKD 患者の減量および最高酸素摂取量の改善に有効であり，行うよう提案する．その適応および運動量は，それぞれの患者の臨床的背景を考慮して判断する C

小児 CKD に運動は推奨されるか？

推奨

小児 CKD では，QOL，運動機能，呼吸機能の点から，軽度～中等度の運動を行うよう提案する

という 2 つに落ち着いています．トーンがダウンしている印象があるかもしれませんが，昨今の「ガイドライン」は RCT などエビデンスレベルが高いものを採用することが前提ですので，黎明期のエキスパートオピニオンがメインのものとは構成が異なることは知った上で読む必要があります．ここは Q2 でも書きました（僕は今のガイドラインも好きですが，ガイドラインが存在しない時代に作られた教科書の様なエキスパートオピニオンの塊のようなガイドラインも勉強になると思っています）．具体的な運動療法に関してはぜひ，腎臓リハビリテーション学会から出ている『腎臓リハビリテーションガイドライン』を熟読していただくのがよろしいかと思います．

20

ESA製剤，HIF-PH阻害薬の使い分けを教えてください

Q 腎性貧血に対してESA製剤を使っていましたが，最近はHIF-PH阻害薬などの選択肢が増えました．使い分けのコツや注意点はあるでしょうか？

本章参照
文献一覧

Answer：現時点ではESA製剤とHI-PH阻害薬の違いはありません．飲み合わせやコンプラアンスなどを考えて選ぶことになります．

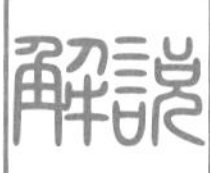

腎性貧血は 図1 のように有病率がかなり高く，透析学会，腎臓学会が推奨する腎性貧血の治療開始目標であるHb＜11 g/dLの有病率はG3b（eGFR30-45）では20%程度，G4（eGFR15-30）では40%程度，G5（eGFR＜15）では50%程度となっています（Sofue T, et al. PLoS One. 2020; 15: e0236132）．

CKDステージ4以降の場合，「腎性貧血」としてエンピリカルに治療を開始することが多いです（これは私が腎臓内科医だからです．もちろん他の貧血の原因を除外してから治療開始でも全く構いません）．

現時点では，腎性貧血の治療目標はQOLの改善です．日本のデータではCKDステージ5の非糖尿病患者群においてHb11-13 g/dL群では9-11 g/dL群に比べて腎生存率が良いとあり，考慮しておく必要があるでしょう（Tsubakihara Y, et al. Ther Apher Dial. 2015; 19: 457-65）．

保存期CKD患者でも13 g/dLを超える管理では心血管イベントを減らせないことがわかっています（Drüeke TB, et al. N Engl J Med. 2006; 355: 2071-84）．

さて，使い慣れていれば注射薬のネスプ®AG（ダルベポエチン），ミルセラ®（エポエチンβペゴル）がよいですし，現在5種類使えるHIF-PH阻害薬，エベレンゾ®（ロキサデュスタット），バフセオ®（バダデュスタット），ダーブロック®（ダプロデュスタット），エナロイ®（エナロデュスタット），マスーレッド®（モリデュスタット）で開始してもよいでしょう 表1．前者は，ネスプ®AGならば30

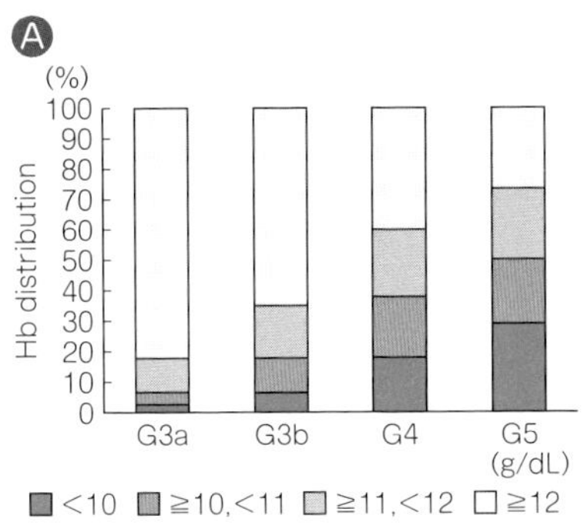

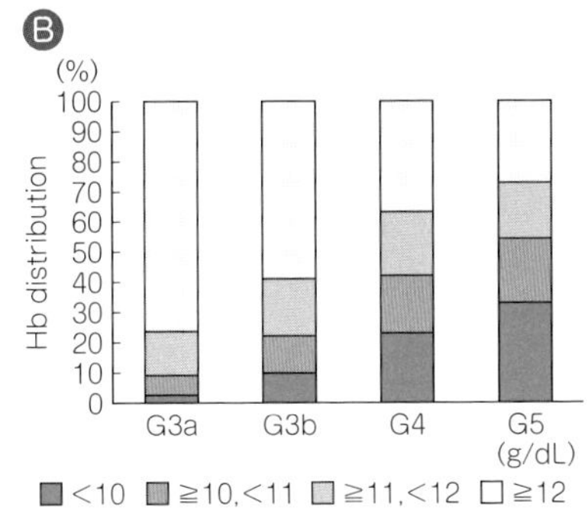

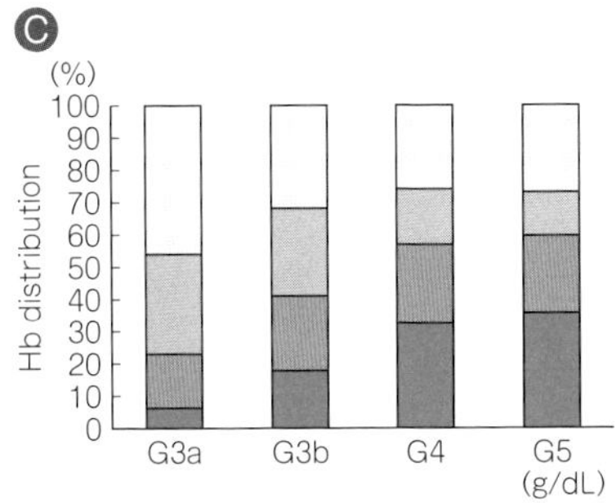

図 1　CKD ステージ毎の腎性貧血の有病率
(Sofue T, et al. PLoS One. 2020; 15: e0236132)

μg/2 週，ミルセラ®100 μg/月で開始することが多いです．HIF-PH 阻害薬はそれぞれ開始用量が明記されているために都度確認したほうが無難でしょう．

比較試験はそれぞれあり，例えば保存期腎不全に対してはダプロデュスタット vs ダルベポエチン 表 2 (Akizawa T, et al. Clin J Am Soc Nephrol. 2020; 15: 1155-65)．

腎代替医療法を受けている患者に対する，エベレンゾ® vs エポエチン α でも差がありませんでした (Provenzano R, et al. Kidney Int Rep. 2020; 6: 613-23)．

他にも多数の論文があります．

簡単にまとめると，効果は ESA 製剤と HIF-PH 阻害薬で変わらず，副作用は内服である分やや少ないかも，というイメージです．

もちろん，バダデュスタットで心血管事故が増えたというデータもありますので，これがドラッグエフェクトなのか，人種によるものなのかは今後の研究を待た

表1 保存期 CKD に対するロキサデュスタットの効果
(Coyne DW, et al. Kidney Int Rep. 2020; 6: 624-35)

	Hb の変化	Hb＞11 の比率	輸血や鉄剤，ESA 製剤の投与など	副作用
プラセボ (n=306)	0.16	6.6%	28.9%	29.8%
ロキサデュスタット (n=616)	2.00	86%	89%	33.2%

表2 ダプロデュスタット VS ダルベポエチンの効果
(Akizawa T, et al. Clin J Am Soc Nephrol. 2020; 15: 1155-65)

	平均 Hb	目標値に達成率	重篤な副作用
ダルベポエチン	10.8 g/dL	90%	27%
ダプロデュスタット	10.9 g/dL	88%	15%

ねばなりません (Levin A. N Engl J Med. 2021; 384: 1657-8).

HIF-PH 阻害薬の中で，head to head の論文がないために「どの HIF-PH 阻害薬が良いか（悪いか）」に関しては明確な答えがありません．これまでの経験上，クラスエフェクトは存在するがドラッグエフェクトはほとんどなさそうというのが腎臓内科の守備範囲の薬です（薬価の「類似薬効比較方式」で薬価が決まるから国自体が薬剤間には差がないことを示しているようなものだと捉えています）．

注意点としては，添付文書にある「併用注意」を熟知しておいたほうがよいでしょう．

これはもの凄く大事なことなのですが，腎性貧血の治療目標には範囲があり，11-13 g/dL が推奨されています．ESA 製剤使用中の患者で Hb が 13 g/dL を超えた場合，心血管イベントが増えたことなどから推奨されません (Singh AK, et al. N Engl J Med. 2006; 355: 2085-98)．13 g/dL を超えた場合は速やかに中止，11 g/dL を下回ったら再開，がよいでしょう．

そのため腎性貧血の薬物治療の場合は月 1 回 Hb をとるのが必要と考えています．また，一部の SGLT2 阻害薬は貧血の改善効果があることが示唆されているので，併用している方は意識したほうがよいでしょう (Oshima M, et al. Lancet Diabetes Endocrinol. 2020; 8: 903-14)．

たまに聞かれる質問に「CKD ステージ 3 以降で Hb が 13 g/dL を超えている場合には瀉血したほうがよいですか？」というものがあります．ここを明らかにした研究を私は見たことがないので，「ESA 製剤非使用の場合は特に瀉血する必要はないです」と個人的な見解を述べるに留めています．(使用している場合は，中止して Hb が下がるのが待つのがよいでしょう)．

悪性腫瘍を合併している患者は無理せず上限を 12 g/dL にするのがオススメです (Choi MJ, et al. Adv Chronic Kidney Dis. 2019; 26: 221-4)．

Q 超高齢者や ADL の悪い患者も上記の目標を遵守したほうがよいですか？

Answer: 実際はレセプトの問題や医療経済の問題もありますので，質問の患者層などでは，開始基準の Hb をもう少し下げることや目標値を低めにすることは十分にありうることだと思います．

解説 患者さんは基本的に内服を好みます．この点は知っておく必要があります．抗リウマチ薬において患者は自己注射よりも内服薬を好むという論文もあります．非医療者は注射に対する抵抗が強いのかもしれません (この論文の対象は自己注射なので単純な比較はできませんが．Singh JA, et al. Joint Bone Spine. 2021; 88: 105053)．コンプライアンスなどを考えると，受診した日に ESA 製剤を皮下注射したほうが確実ではあります．

最後に，ロキサデュスタットは甲状腺刺激ホルモンを抑制することがありそうです．他の HIF-PH 阻害薬も同様かどうかについては，気にかけておく必要がありそうです (Ichii M, et al. BMC Nephrol. 2021; 22: 104)．

21

難治性の腎性貧血はESA製剤増量でしょうか

Q 腎性貧血を治療してもなかなかよくならない場合，薬を増量すべきでしょうか？　それとも鉄剤を追加すべきでしょうか？

本章参照
文献一覧

Answer: まずは鉄欠乏の確認からのスタートとなりますが，ピットフォールがいくつかあります．

解説 腎性貧血の治療は，ESA製剤，HIF-PH阻害薬で始めても鉄剤で始めてもそれほど差がない印象です（コストは大幅に鉄剤が低いです．『エビデンスに基づくCKD診療ガイドライン2018』にもありますが，絶対的に鉄欠乏と考えられるのが「血清フェリチン値＜100 μg/LまたはTSAT＜20%」です．これが確認できた場合，鉄剤を投与することが多いです．

ただし腎性貧血の場合，原因となるのは内因性のエリスロポエチンの不足ですので，何らかの形でESA製剤やHIF-PH阻害薬を使ったほうが上手にコントロールできるという印象を持っています．

私の診療パターンとして，腎性貧血だと思ったら

まずESA製剤やHIF-PH阻害薬を使う
　→ 鉄欠乏があれば鉄剤を投与
　→ 改善がみられない場合にはESA製剤 or HIF-PH阻害薬を増量

が多いです．

いくつか注意すべき点としては

1）MCVが80-90の場合には，消化管の精査を依頼する
2）コンプライアンスを確認する（経口の場合）

です．

1）に関しては，ESA製剤やHIF-PH阻害薬を使うとMCVが上昇して95-105くらいになることが多いです．それが確認できない場合には何らかの失血を検索します．

2）のコンプライアンスも重要です．鉄剤は飲みにくい薬の部類に入りますので，キチンと飲めているかを確認します．酸化マグネシウムなどの制酸剤では理論的には吸収阻害がおきますが，実臨床上は問題になりません（水上恵美，他．サンノーバ株式会社　創剤研究所．Jpn J. Pharm Hearth Care Sci. 2002; 28: 559-63）．

ビタミンCやお茶は影響がないので，くだらない指導をするのはやめましょう（溝口秀昭．診療と新薬．1989；26：1373-8．本屋敏郎．Prog Med. 1989; 9: 1293-6）．

「ひじき」にもたいして鉄分が含まれていません（以前は55 mg/100 gだったのが最新のデータでは6.2 mg/100 gです．文部科学省．日本食品標準成分表2015年版）．そもそもひじきをそんなに大量に食べることはありませんし，煮物で食べるならばむしろ塩分のほうが心配です．南部鉄器で鉄分補給，なんていう話もありますが，そんなに溶け出すのならそのうち鉄器で作った急須などが軽くなっていくはずですよね．と思ったら，鉄を含む調理機材で若干貧血がよくなったという論文がありました（Alves C, et al. PLoS One. 2019; 14: e0221094. Sharma S, et al. Nepal J Epidemiol. 2021; 11: 994-1005）．

じゃあ，どのくらいの鉄分がで溶けるのか？　Amazonで見つけたザ・鉄玉子®の説明書には水1Lを沸騰させると0.042 mgの鉄が溶け出すと書いてあります（沸騰3分後0.050 mg，10分後0.069 mg，岩手大学教育学部　及川桂子助教授測定とあります）．ただし，非常に微量な鉄の量であるので，オマケ程度でとらえた方が良いと思っています．そうなると，192 gとあるので，毎日1Lのお湯を沸かすと0.05 mg溶けるとして……まあ，いいか．（gではなく，mgと出しているわけですからこれ42 μgです．南部鉄器，私も好んで使っていますが，鉄の補給という観点では勧められないよ，と捉えていただければと思います．蓄熱量が多いので，餃子などを焼くには最適です）．

まあ臨床の話に戻るとして鉄剤は飲みにくい薬なので，「試しに1週間飲んで，続けられるようならば継続しましょう」と伝えて，飲めない方には静脈注射を検討します．

静脈注射は個人的にはあまり好みではありません．私が若い頃に師匠たちから「具合の悪い人に鉄剤とか輸血とかしちゃダメだよ，感染症が悪化するから」と聞いた印象が強いからでしょう．

では感染症はどうなのでしょうか？　実際にこちらの研究によると，CKDの貧血治療目的の鉄剤の静脈内注射は経口よりも感染症や心血管イベントが多かったとあります．感染症が25.8 vs 36.6/100患者×年，心血管イベントが34.4 vs 54.4/100

患者×年であり，両群ともに静注群でイベントが多い印象です（Agarwal R, et al. A randomized trial of intravenous and oral iron in chronic kidney disease. Kidney Int. 2015; 88: 905-14）．ですから経口を優先としたいのですが，まあ飲めない人はしょうがないので静脈注射です．内服と比較して貧血改善はそれほど変わりません（Shepshelovich D, et al. Am J Kidney Dis. 2016; 68: 677-90. Macdougall IC, et al. N Engl J Med. 2019; 380: 447-58）．

透析患者においてはどのくらいのタイミングで鉄を補充するかも悩ましいですが，低用量高頻度（100 mg スクロース鉄 2 週ごと，20 回）が高用量低頻度（500 mg カルボキシマルトース第二鉄 10 週ごと 4 回）でカルボキシマルトース第二鉄群が Hb レベルが低い，スクロース鉄群が感染症が多いと悩ましい結果になっています（COPPER 試験．Bielesz B, et al. Clin J Am Soc Nephrol. 2021; 16: 1512-21）．

難治性の腎性貧血のピットフォールとして，RAA 系降圧薬を飲んでいると貧血が良くならない人がいます．また，よく見ると汎血球減少で骨髄異形成症候群（myelodysplastic syndromes: MDS）なんてこともあります．

ESA 製剤に話を戻して，どのくらいの量が各人に対して必要かということはわかっていません．高用量の ESA 製剤が必要な人は何らかの背景があるのでは？という研究もされています．現在日本で，ESA 製剤の低反応性と心血管イベントの関係を調べる研究が進行中です．ESA 製剤低反応はイベントが多い印象がありますが，どうなるか興味深いです（Kato H, et al. Clin Exp Nephrol. 2018; 22: 78-84）．

ESA 製剤に関しては，Hb が上がらないのに増量をすると心血管イベントが増えたり，高血圧，ブラッドアクセス不全が上がる事が示唆されていますので，上がらない理由をきちんと検索する（透析不足，炎症，悪性腫瘍など）ことを忘れずに行ってください（López-Gómez JM, et al. Kidney Int Suppl. 2008; 111: S75-81）．

JCOPY 498-22480

22

透析患者のドライウエイトをhANPだけで決めてよいですか

Q 血液透析患者さんのドライウエイト（DW）を決定する参考として，hANPを使うとありました．これは絶対値ではなく，hANPの今までの経過を見ることが有用ではないかと思うのですが，先生はどのようにされているのでしょうか？

本章参照文献一覧

Answer: hANPも役に立つ指標になりますが，家庭血圧，透析中の血圧変化，身体所見による体液量，心胸比，体組成計の値などを組み合わせて判断するのがよいでしょう．

解説

私が透析で最も重要な指標と考えているのがDWです．

図1は透析患者の死亡原因です．1位が心不全，2位が感染症です．心不全の原因はたくさんありますが，DWが適切ではない→高血圧→心不全という流れはしばしば起こります．また逆に，透析中の血圧低下（intradialytic hypotension）も予後を悪くすると考えられているので，我々が適切なDWを提案することが大切です．

もちろん患者側の問題もあります．キチンと摂生できずに暴飲暴食を繰り返し，体重を増やして心不全になり，日曜日の夜に運ばれるケースもよくあります．若くて元気な間はよいのですが，心不全を繰り返すとだんだん心機能が低下し，透析中の血圧低下を繰り返すうちに透析困難となり，最終的に弱っていて死亡してしまう，ということは患者も知っておいたほうがよいでしょう（患者はだいたい「自分は大丈夫」という楽観バイアスがありますので，こちらが働きかけてもなかなか変わるものではありません．苦しくなるのは患者自身ですので，適切な提案を続けるしかないでしょう）．

さて，DWの適切な決め方ですが，これは非常に難しい問題です．医師の好みもかなり反映されます．

拙著『誰も教えてくれなかった 血液透析の進めかた教えます』（東京：羊土社．2019）でも解説しましたが，要点をまとめると次頁のようになります．

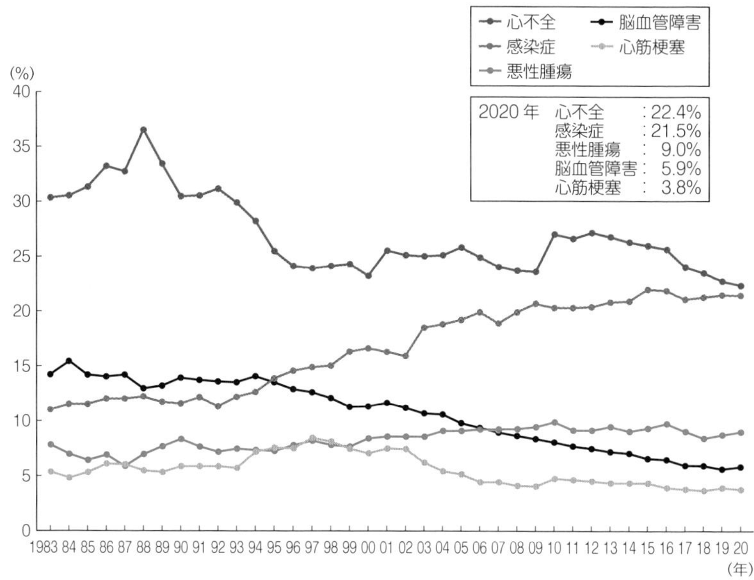

図1 慢性透析患者 死亡原因割合の推移（1983～2020年）
（一般社団法人日本透析医学会「わが国の慢性透析療法の現況（2020年12月31日現在」）

・浮腫や胸水がなく
・随時の sBP が 120-160 mmHg 程度で
・透析後ぐったりせず
・透析中の急激な血圧低下がない

ことに加えて

・心胸比が男性で＜50%，女性＜55%
・hANP が 30-60 pg/mL（個人差が大きい）
・心エコーで三尖弁逆流圧が 30 mmHg 以下（どの施設でもできるわけではない）
・透析前後で Hb，TP，UA などが極端に上昇（30%以上）する場合は DW がキツい．

これらを総合的に判断する必要があります．

大事なのは，一つの指標のみで DW を決められる便利な方法はないということです．

例えば，心胸比が月ごとに大きくなり，hANP がじわじわ上がり，血圧が高くなり，透析中の血圧が全く下がらないという場合にはDWを下方修正する必要ありますし，透析後ぐったりしている，随時の血圧が120 mmHgを下回っている，透析中に血圧が下がる，心胸比も検査毎に小さくなっている，hANPも毎月だんだん低下している，という場合はDWを上方修正すべきでしょう．

このような典型的なケースなら誰が見てもわかりますが，「随時の血圧はそこそこ，透析中には血圧が下がる，心胸比はどんどん大きくなる，hANPも徐々に上がる」のような悩ましい症例もしばしばあります．このような場合は個別に考えるしかありませんが，私だったら心エコーなどで大動脈弁狭窄などがないかどうか検索すると思います．

他にもよく見られる誤りとしては，浮腫があるから「DW下げておいて」と言ったものの実はCa受容体拮抗薬（CCB）による浮腫だったり，深部静脈血栓だったり，なんてことがあります．

いずれにせよ，「心胸比」だけでDWを決める，hANPだけでDWを決める，というのはうまくいかないことが多いです．そのような試みをしているグループもあり，体組成計ガイドで体重を決めようという論文もあります．メタ解析も出ていますが，効果は推して知るべしです（Covic A, et al. Int Urol Nephrol. 2017; 49: 2231-45）．

何故このような結果になるかというと，体組成計などでは体液量過剰は検出しやすい一方で，体液量が少ないときは感知しにくいためだと思われます．むしろ，この論文のようにDWをまめにチェックすることにより死亡率を下げたことのほうが重要でしょう．こちらでは起立性低血圧などをチェックアップしており，DWが低すぎることも調べています（Dasgupta I, et al. Clin J Am Soc Nephrol. 2019; 14: 385-93）．

1つの指標だけ見て決めるというのは困難なので，上手にいかないことがしばしばあります．でも，このような話をいくらしたところで「心胸比だけでDWを決めることについてどう思いますか？」という質問をされることが多く，患者だけではなく医者も人の話を聞かないんだな……と思います．

23

透析患者の難治性高血圧にはどの降圧剤がよいですか

Q 透析患者の難治性高血圧に対する降圧剤の選択はどのようにすればよいでしょうか？

本章参照
文献一覧

Answer: まずはドライウエイト（DW）を調整して，血圧をコントロールして，その他の合併症に応じて各クラスの薬を追加します．

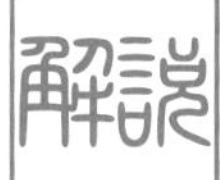

透析中の高血圧の主な原因は大体DWが合っていないことなので，下方修正することで血圧がコントロールできるようになると思います．理論的に説明すると，血圧＝末梢血管抵抗（total peripheral resistance: TPR）×心拍出量（cardiac output: CO）ですので，心拍出量を適正化することで血圧が良くなるためです．透析患者が無尿ないし尿量が少ないことから，水風船のように体液量に依存して血圧が上昇します．このパンパンになった水風船を柔らかくしようといくら血管拡張薬を使っても，これ以上拡がることができません．

このレビューも素晴らしいと思います（Flythe JE, et al. Kidney Int. 2020; 97: 861-76）．と言っていたのですが，こんな論文があるじゃないかと言ってくる人がいました．この論文では27%が体液量過剰，45%がvasoconstrictionグループになると書かれています（Doenyas-Barak K, et al. Harefuah. 2021; 160: 215-20）．

非侵襲的にCO，TPR，CPI（cardiac power index）をしらべた論文でもHigh TPRが25%程度です（Feng Y, et al. BMC Nephrol. 2018; 19: 310）．

ケースシリーズレベルだと，透析患者のクリニカルシナリオ1の心不全にミオコールスプレーで酸素化が良くなったという報告もありますし（島田典明，他．透析会誌. 2014; 47: 761-7），江原省一，他，編著『考究 循環器診療の奥深さを学ぶ黒のカルテ』東京：メディカ出版．2021のP.180には，CS1の透析患者に夜間は血管拡張薬とNPPVで一晩凌いで，日中に透析での除水で対応可能であると書いてあります．なるほど，そうなると私が思っているほど透析患者の高血圧は体液量過剰でパンパンではないのかもしれません．ただ，経験的に難治性の高血圧による入院で

DWをキチンと設定すると，降圧剤を減らせたうえに血圧のコントロールが良くなることが多いのです．

また，血液透析患者にCCBやACE阻害薬，ARBを使っても斬れ味を感じないのですが……．というわけで，体液量も大事だけど降圧薬も大事，ということで話を進めます．

透析患者では，心筋梗塞後や心不全を起こしたことがあるのに標準療法であるβ遮断薬やRAA系降圧薬が入っていないことをしばしば見かけます（大規模研究などでは重度腎障害があるとエントリーされないことが多いので，効果があるか不確実というのはありますが）．

例えばβ遮断薬は，透析導入期の患者に使うと1年後の死亡率が20%減らせるというデータがあります（Zhou H, et al. Am J Kidney Dis. 2021; 77: 704-12）．しかも，透析性のないβ遮断薬がよいという話もあります．透析性がないということは脂溶性ですので，具体的にはビソプロロールとカルベジロールになります（Wu PH, et al. Nephrol Dial Transplant. 2020; 35: 1959-65. Dixon SN, et al. J Am Soc Nephrol. 2015; 26: 987-96. Tieu A, et al. Clin J Am Soc Nephrol. 2018; 13: 604-11）．

これらは日本からの脂溶性のβ遮断薬が優れているという話にもつながりそうです（Hayashi D, et al. Jpn Heart J. 2004; 45: 895-911）．

β遮断薬は，通常の診療だとそれほど血圧が下がらない印象がありますが，実は透析患者ではアルドステロン拮抗薬（MRA）に次いで降圧効果があることが報告されています（Shaman AM, et al. Clin J Am Soc Nephrol. 2020; 15: 1129-38）．1位MRA，2位β遮断薬，3位がACE阻害薬，ARB，CCB，αブロッカーとなっています（降圧効果は，ACE阻害薬に比べてMRAで6.4 mmHg，β遮断薬で4.4 mmHg下げたとあります）．非常に面白い論文なので 表1 を載せておきましょう．

実はMRAもメタ解析によれば透析患者の心血管事故の死亡リスクを0.40（95% CI, 0.23-0.69）心血管事故による死亡リスクを0.34（95% CI, 0.15-0.75）にしたとあります（Quach K, et al. Am J Kidney Dis. 2016; 68: 591-8）．ただし，高K血症のリスクを上げていることについて注意すべきなのと，採用されている研究の質が十分ではないことにも留意が必要です．

本邦から小規模のRCTがあり，25mgのスピロノラクトンで死亡率が約6割減っています 図1（Matsumoto Y, et al. J Am Coll Cardiol. 2014; 63: 528-36）．

表 1 各種降圧薬と降圧効果の比較

(Quach K, et al. Am J Kidney Dis. 2016; 68: 591-8)

治療薬 vs 比較薬	ネットワーク解析 MD(95% CI)	ダイレクト解析 MD(95% CI)	患者数 (N)	試験数 (N)	I²
降圧薬 vs プラセボ					
ACE 阻害薬	−4.3(−7.2, −1.5)	−4.0(−7.7, −0.3)	602	5	0.0%
ARB	−3.0(−8.7, 2.6)	1.5(−8.1, 11.1)	70	2	0.0%
α遮断薬	−6.7(−14.1, 0.7)				
β遮断薬	−8.7(−10.9, −6.4)	−8.9(−11.9, −5.8)	192	3	0.0%
CCB	−4.6(−7.0, −2.2)	−7.8(−16.2, 0.5)	177	3	73.5%
MRA	−10.8(−14.8, −6.7)	−8.5(−16.4, −0.5)	162	4	66.3%
DRI	6.0(−0.5, 12.4)				
他の降圧薬 vs ACE 阻害薬					
ARB	1.3(−4.6, 7.1)	1.9(−7.1, 10.9)	24	1	
α遮断薬	−2.4(−10.0, 5.3)				
β遮断薬	−4.4(−7.4, −1.3)	−4.7(−11.8, 2.4)	102	1	
CCB	−0.3(−3.5, 2.8)	1.3(−5.3, 7.9)	132	3	0.0%
MRA	−6.4(−11.4, −1.4)				
DRI	10.3(3.6, 16.9)				
他の降圧薬 vs ARB					
α遮断薬	−3.6(−12.7, 5.4)				
β遮断薬	−5.6(−11.4, 0.1)				
CCB	−1.6(−7.2, 4.0)	0.3(−9.2, 9.8)	24	1	
MRA	−7.7(−14.7, −0.8)				
DRI	9.0(3.4, 14.6)	10.6(4, 17.2)	18	1	
他の降圧薬 vs α遮断薬					
β遮断薬	−2.0(−9.1, 5.1)	−2.0(−9.1, 5.1)	20	1	
CCB	2.0(−5.3, 9.4)				
MRA	−4.1(−12.6, 4.4)				
DRI	12.6(3.1, 22.2)				
他の降圧薬 vs β遮断薬					
CCB	4.1(2.1, 6.0)	3.9(1.7, 6.1)	120	1	
MRA	−2.1(−6.7, 2.6)				
DRI	14.6(8.2, 21.0)				
他の降圧薬-Ca チャネル拮抗薬					
MRA	−6.1(−10.9, −1.4)				
DRI	10.6(4.4, 16.8)	8.0(−0.2, 16.2)	74	1	
他の降圧薬 vs MRA					
DRI	16.7(9.1, 24.3)				
Overall					
BP lowering agents vs Placebo	−6.4(−9.4, −3.5)	−6.4(−9.2, −3.6)	1,203	17	47.7%

−15 −10 −5 0 5 10 25

Favours Treatment　Favours Comparator

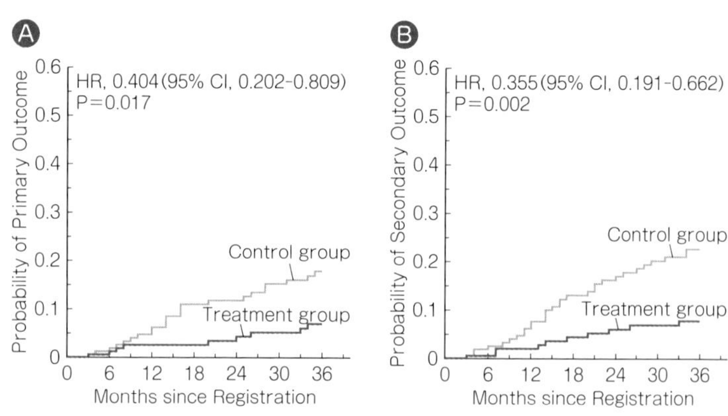

図 1 スピロノラクトン 25 mg vs コントロールの死亡率

左は未補正，右が性別・透析期間・心胸郭比で補正

(Matsumoto Y, et al. J Am Coll Cardiol. 2014; 63: 528-36)

そうなると，透析患者の血圧管理は，

- DW の調整
- MRA
- β 遮断薬

を基本に管理するのがよいということになります．日本では透析患者にはスピロノラクトンしか使えませんので（2022/5/1 時点），女性化乳房には注意をはらったほうが良いでしょう．患者さんによく訴えられます．

透析患者は体液量依存の要素もありますが，交感神経系の活性や RAA 系降圧薬の活性がかなりあり，それを薬物療法でブロックすることが重要だと考える必要がありそうです．

一点だけ懸念があるとすると，スピロノラクトンが上部消化管潰瘍を増やすという論文を見つけてしまいました．ただし，約 30 万症例あたり 500 程度であり（約 0.0016%），これはあくまで一般診療のベースでの話ですので，血液透析を含む CKD 患者にどのくらい当てはまるかはわからないですが他の国からも似たような論文が出ており，日本人でも同様のことが当てはまるかは気にしておいたほうが良さそうです（Verhamme K, et al. BMJ. 2006; 333: 330. Russo A, et al. Pharmacoepidemiol Drug Saf. 2008; 17: 495-500. Gulmez SE, et al. Br J Clin Pharmacol. 2008; 66: 294-9）．

24
透析患者に利尿薬が出ているのですが続けてよいものでしょうか

Q 透析患者に対して利尿薬をずーっと出しているのですが，やめ時について教えてください．

本章参照
文献一覧

Answer：200 mL/日の尿量が出なくなったときがやめ時だと思っています．

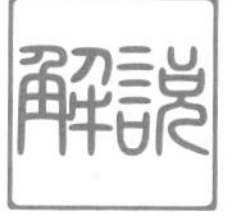

透析導入後 2 年で無尿になる人が 90%程度というデータがあります（透析会誌．1990; 23: 1275-9）．また，こちらのデータでは，尿量 200 mL 以下となる累積発症率があります **図1**（岡田知也，他．透析会誌．2014; 47: 629-36）．

実際，透析患者も尿が出なくなることについて結構不安に思っているようです．以前，腎臓サポート協会がアンケートベースで行った調査では「70%以上の患者

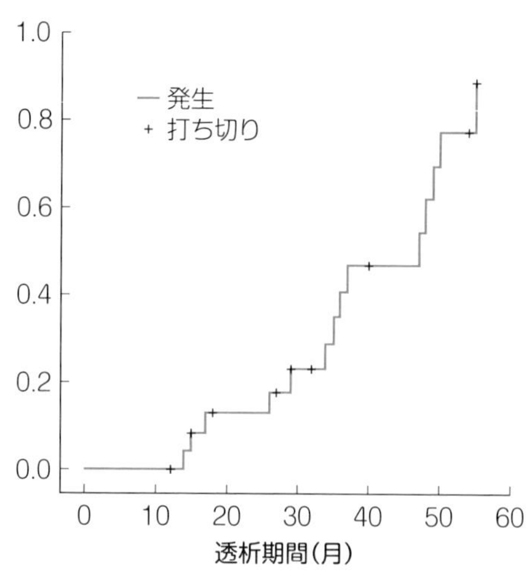

図1 尿量が 200 mL/日以下になる累積発症率
（岡田知也，他．透析会誌．2014; 47: 629-36）

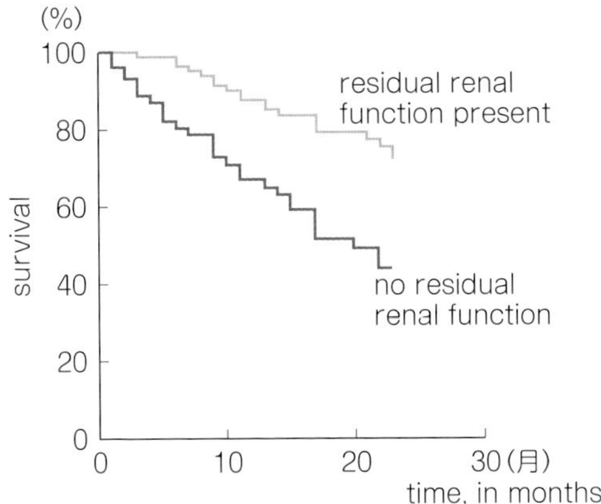

図2 残腎機能有無と生存率の関係
(Shemin D, et al. Am J Kidney Dis. 2001; 38: 85-90)

が，自尿が出なくなることに対して不安があった」という結果であったと記憶しています（ソースを見つけることができませんでした）．尿量を確保するという観点からはトルバプタンで 400 mL/日が確保できたという論文があります (Ogata H, et al. Nephrol Dial Transplant. 2021; 36: 1088-97)．

さて，透析時に残腎機能があるメリットは何でしょうか？　腹膜透析ではかなり重要な要素ですが，血液透析ではどうでしょう？　古いデータですが，残腎機能が残っていると血液透析患者の死亡率が低いという論文があります 図2 (Shemin D, et al. Am J Kidney Dis. 2001; 38: 85-90)．

ただし，この論文では「尿量 100 mL 未満を残腎機能無し」と定義していますので，上記のものとは若干異なります．また，ある一点での残腎機能であるために，残腎機能なし群 vs あり群でエントリーされた患者の透析歴が大幅に異なり，61＋/－64 カ月（1-302 カ月）vs12＋/－13 カ月（1-63 カ月），平均±標準偏差（最大値－最小値）です．年齢と透析期間，原疾患は透析患者の余命を決める重要な要素なので無視できません．

ほかにも導入後の尿量と死亡率の関係の論文があり，尿が出ているほうが死亡率が低いようです (You AS, et al. Kidney Int Rep. 2020; 5: 643-53)．では，尿量が重要なのでしょうか？　血液透析患者で導入後１年後の尿素窒素のクリアランスが高いほうが死亡率が低いというデータがありました (Obi Y, et al. J Am Soc Nephrol. 2016; 27: 3758-68)．もちろん，尿素窒素のクリアランスだけではダメでしょ？　というコメントがすぐについていますが (Wang AY. J Am Soc Nephrol. 2016; 27: 3504-7). このように中々むずかしい所のようです.

では，血液透析のスタートライン時の残腎機能と予後はどうでしょうか？　導入時の残腎機能を導入時の eGFR とすると，eGFR が高いうちに腎代替療法導入になると予後が悪いことが示されています (Yamagata K, et al. Ther Apher Dial. 2012; 16: 54-62).

この論文によると，早期に導入せざるを得ない人ほど予後が悪いということになります.

上記の論文から考えると，ある程度腎臓が悪くなって血液透析が導入されたとして，残腎機能が長期的に残っているほうが生命予後には望ましそうです.

こちらの論文では残腎機能がある場合には高 K 血症の抑制と透析間体重増加抑制において効果があるので，透析導入時にルーチンの利尿薬中止は進められない，とあります (Bragg-Gresham JL, et al. Am J Kidney Dis. 2007; 49: 426-31).

ところが残腎機能を維持するために利尿薬が有効か？　ということまでは検討されていません. 残腎機能を低下させる要素はたくさんあり，糖尿病，心不全の既往，腹膜炎の頻度 (PD の場合)，体格，血圧，尿タンパク量，タンパク質摂取量，観察開始時の低い GFR などがあげられています. ただし，この論文中で引用されている研究の大半は腹膜透析患者のものです (岡田知也，他. 透析会誌. 2014; 47: 629-36).

血液透析は下記の要素が残腎機能低下を抑制するとあります (Ng TG, et al. Nephrology (Carlton). 2007; 12: 209-17).

・生体適合性の高いダイアライザー
・超純水
・Cardiovascular stability (適切な日本語が見当たりませんが，恐らく血行動態の安定＝血圧が下がらないこと，だと考えられます)
・High-flux 膜の使用

この論文が出されてから 15 年も経っていますので，透析条件についてはほぼ達成されている印象です.

そうなると，残腎機能というのはつまりは腎臓のことですので，腎臓を保護する基本的な治療である降圧や体液量管理をするのがよいかと思います. ただし，RAA 系降圧薬では残腎機能を保護できなかったという論文があります (Yoo KD, et al. Sci Rep. 2019; 9: 18103).

個人的には，大して出ない尿量に対して利尿薬を使ってまで尿量確保を試みようとは思いません．尿量が 200mL/ 日も出なくなったときがやめ時だと考えています．

25

透析患者に一番よいP吸着薬は何ですか

Q 慢性腎臓病（CKD）5期の患者において，低カルシウム，高P血症の保険適用などもふまえた最適な薬剤治療について教えてください．

本章参照
文献一覧

Answer: ドライウエイト（DW），栄養状態を確認して，十分な栄養指導をいれてから薬物療法を開始してください．薬物療法については，カルシウム非含有P吸着薬がお勧めです．レセプト上は，「慢性腎不全」「高P血症」で問題になったことはありません．

解説 まずDWを適切に設定してください（これについてはQ22も参照してください）．

栄養状態が悪い人ではまず栄養状態の確認が必要です．十分食べられていて栄養状態も良好，なおかつPが高い場合にはP吸着薬を使用します．

……と書くとP吸着薬の話が始まると思われるかもしれませんが，まず最初に，十分な透析を提供できているかどうかを確認してください．

ここでいう十分な透析とは，4時間以上週3回，透析血流（Qb）を患者さんに合わせてできるだけ高く，を意味します（異論は認めます）．透析回数を増やせばPなどのコントロールは当然良くなりますし，予後も良くなります．こちらは透析指数（hemodialysis products）＝透析時間×（透析回数）^{2}で表されます．透析回数を増やすことはベストでしょうが，施設の状況や保険的な縛りもあり大変でしょうから，まず透析時間から見直してみましょう．

透析時間に関して，5時間までは透析時間が長いほど予後改善効果が良い 図1 と考えられています（鈴木一之，他．透析会誌．2010; 43: 551-9）．本邦では5時間を超える長さの症例数が少ないのでなんともいえませんが，学会発表や研究会レベルで見る限りオーバーナイトや在宅で透析時間が長い人ほど予後が良さそうです（そもそも，予後の良い群が受けているという可能性はありますが）．

透析ガイドラインにも「週3回の血液透析では，必要最低限の4時間の治療が必

JCOPY 498-22480

要である可能性が極めて高く，透析時間は4時間を推奨する」とあります（維持血液透析ガイドライン：血液透析処方．透析会誌．2013; 46: 587-632）．そうなると，最低ラインとして1回4時間は提案したいところです．

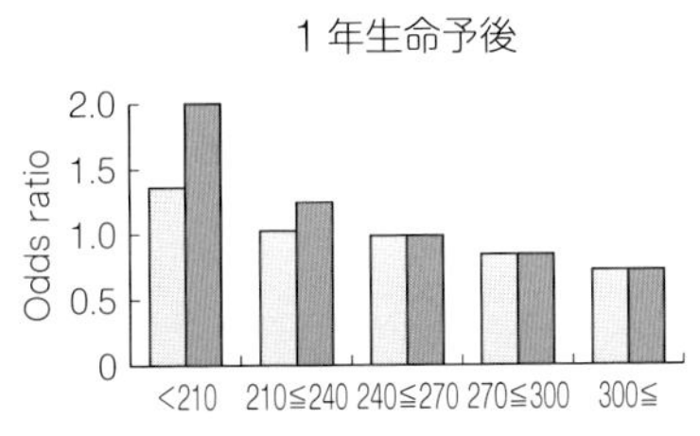

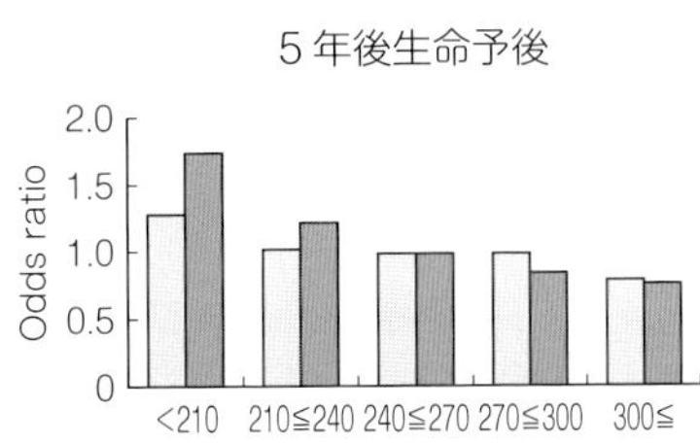

図1 透析時間（DT）と生命予後
（左は1年生命予後，右は5年後生命予後）
（鈴木一之，他．透析会誌．2010; 43: 551-9）

次は血流（Qb）や透析液流量（Qd）です．

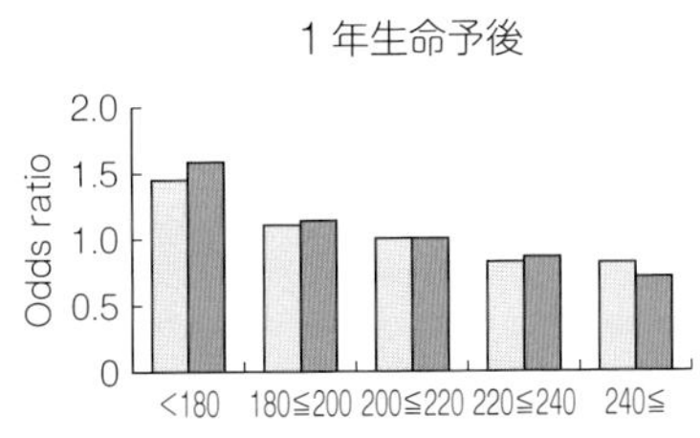

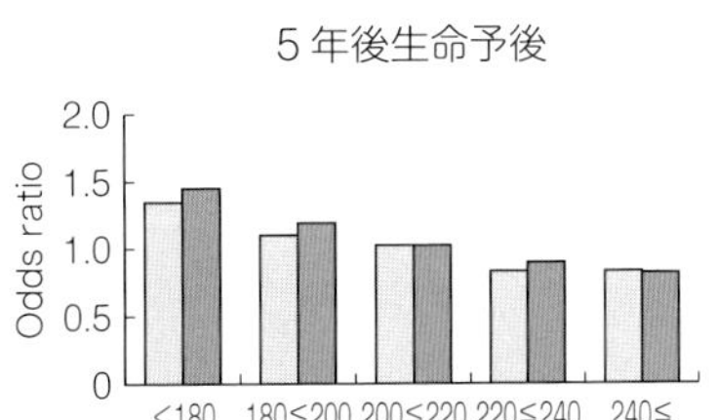

図2 透析血流（Qb）と生命予後
（左は1年生命予後，右は5年後生命予後）
（鈴木一之，他．透析会誌．2010; 43: 551-9）

生命予後についてQb，Qdから見てみると，

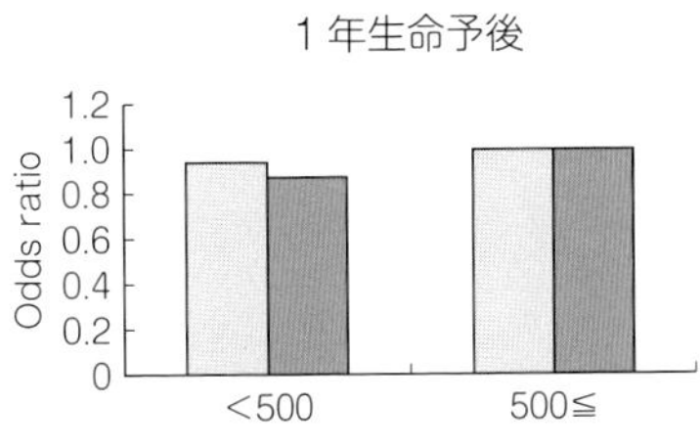

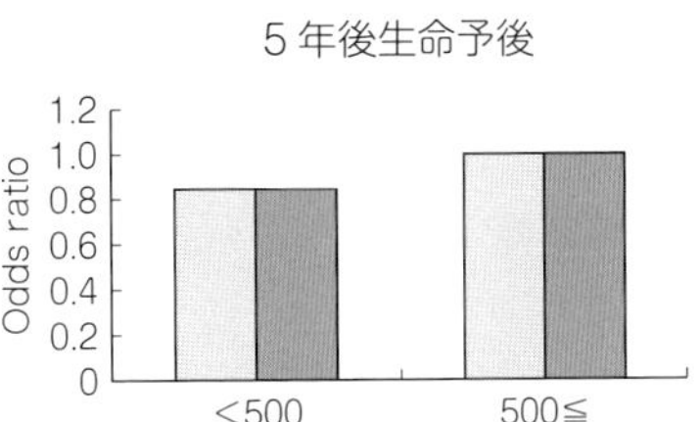

図3 透析液量（Qd）と生命予後
（左は1年生命予後，右は5年後生命予後）
（鈴木一之，他．透析会誌．2010; 43: 551-9）

これらを見ると，血流が多いことは予後に関係があります．透析液量も若干差がありますが，図1 図2 に比べるとスケールが小さいですし，実務上は500 mL/min 以上で行われていると思われるのでそれほど心配する必要はないでしょう．

では，P に視点を変えます．透析時間を延ばすと P のクリアランスが良くなります 図4．

Qd については臨床実務のレベルではあまり影響がなさそうです 図5．

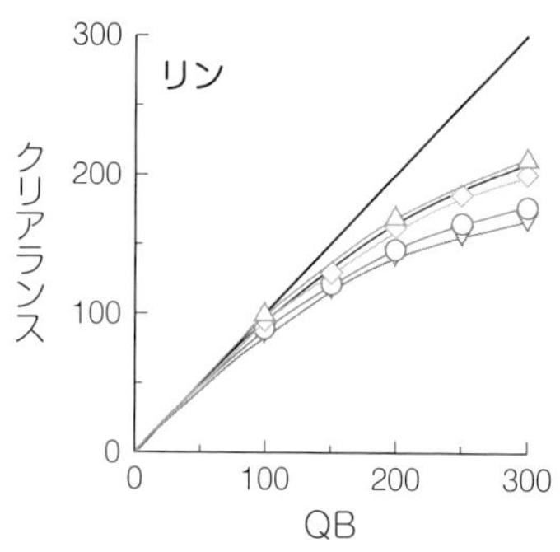

図4 クリアランスに及ぼす血液流量の影響（牛血系評価）
（斉藤 明，他．血液浄化の指針：新しい方向性．東京：日本メディカルセンター．1997; P.103-19 より改変）

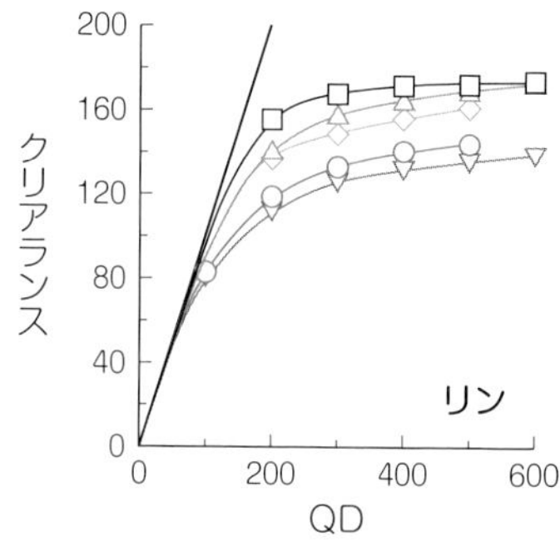

図5 クリアランスに及ぼす透析液流量の影響
（斉藤 明，他．血液浄化の指針：新しい方向性．東京：日本メディカルセンター．1997; P.103-19 より改変）

ダイアライザの膜面積に関しては，大きいほうが透析前の P 濃度が高いとあります（わが国の慢性透析療法の要約．2009; P.40）．

また血流が大きいほうが P が高いことも示されています．

これについてはよく食べることができている人が，ダイアライザも大きく，血流も多いと捉えています．このように十分に透析を受けているにもかかわらず P が高い人が P 吸着薬の対象であると考えられます．

P 吸着薬に関しては 2 点だけ．

- カルタンを使うな！
- 飲めば効くので，コンプラアンスを確認（P が下がらない場合にはコンプライアンスの問題がほとんど）

前者については，本邦や海外のガイドラインによると「コストを度外視すれば，Ca 非含有 P 吸着薬が望ましい」となります．また，P 吸着薬は極めてコンプライ

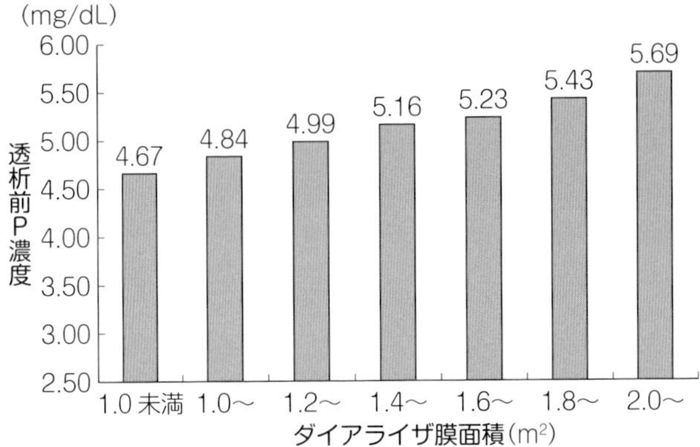

図6 ダイアライザ膜面積別　透析前P濃度

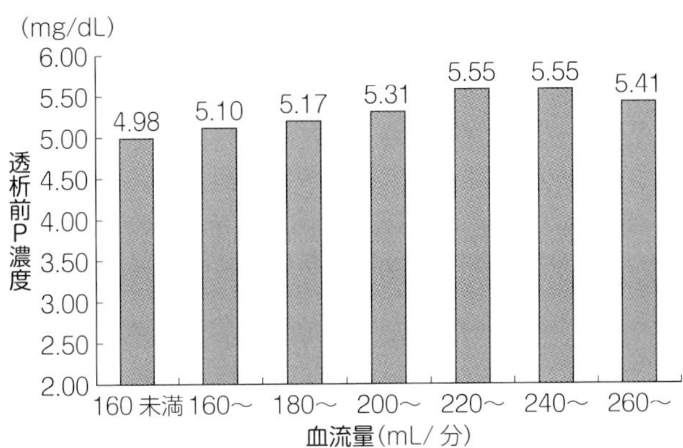

図7 血流量別　透析前P濃度

アンスが悪いので，「Pが下がらない→増量」ではなく「Pが下がらない→飲んでいるか確認」と考えることが大事です．

さて，Pは高すぎると動脈硬化に影響しますが，どのくらいのスピードで動脈硬化が進むのか，興味がありませんか？　ありますよね？？

こんな論文があります．血液透析患者を前向きに厳格なコントロール群と通常群で冠動脈の石灰化スコア（Coronary Artery Calcification score: CAC score）を比較しました．（3.5-4.5 mg/dL vs 5.0-6.0 mg/dL です）使用している薬は炭酸ランタンとスクロオキシ水酸化鉄ですので，どちらもCa非含有です．

strict コントロールで石灰化の進展は1年で strict group（66.1; IQR, -3.8-220.1）

JCOPY 498-22480

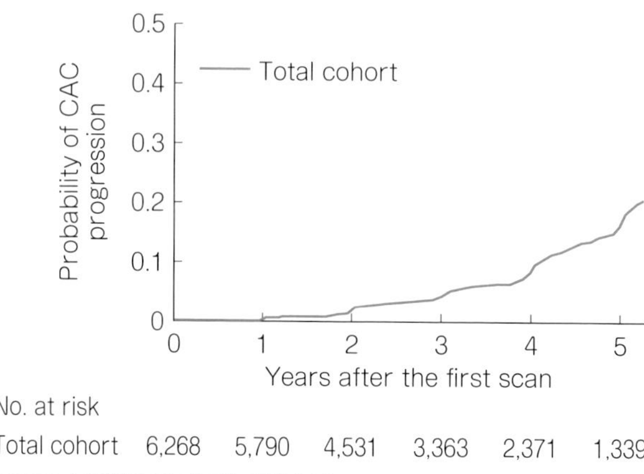

図8 **冠動脈の石灰化の進展度**

通常群で（125.9; IQR, 66.6-321.0; P＝0.01 と有意に差がついています，ただし，かなりばらつきが大きいです (Isaka Y, et al. J Am Soc Nephrol. 2021; 32: 723-35)．

論文では CAC score が中央値 801［237-2,581］vs 711［318-2,365］とかなり石灰化が進んだ患者群ですが，こちらが 1 年で通常群で 20%もベースラインから進行，厳格群でも 10%進行するとはかなり驚きです．これがどのくらいのスピードかというと，CAC score がゼロだった人を追跡して CAC score の変化がどうなったかを観察した韓国の論文が参考になります 図8 (Yoon YE, et al. Korean Circ J. 2019; 49: 448-57)．

1-5 年での進展はそれぞれ 0.3%，1.9%，4.3%，8.6%，and 16.7%（論文中では加えてリスクファクターが多い程進展率が高いことも示されています）でした．これを考えると透析患者の動脈硬化の高度さと進展の速さに戦慄します．しかしこれはあくまで石灰化であり，「死亡率との関連は？」と言われると，透析患者ではよいデータがありませんでした．検索範囲をさらに広げると 2 型糖尿病の患者のデータを見つけました．予想通りスコアが上がるほど死亡のリスクが上がります (Agarwal S, et al. Diabetes Care. 2013; 36: 972-7)．

やはりというか当然というか，動脈硬化が進行しているほど予後が悪そうです 図9．

話は戻りますが，透析患者の死亡率は 10%程度であり 図10，非常に高いです．

これらは動脈硬化性の病変だけでは説明が難しく，栄養など他の要素も重要と考えています．

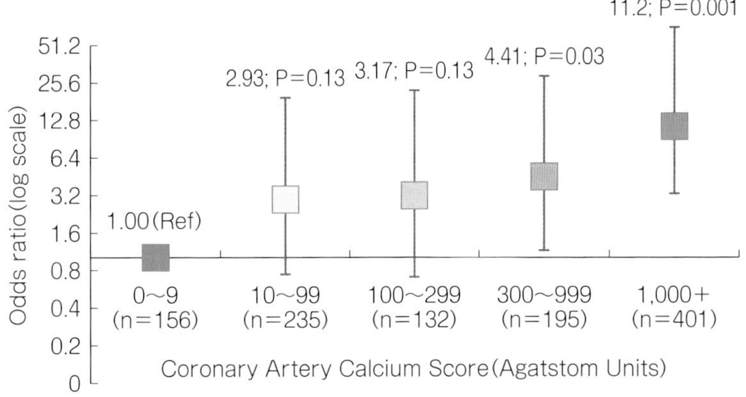

図9 冠動脈石灰化スコアと死亡率のオッズ比

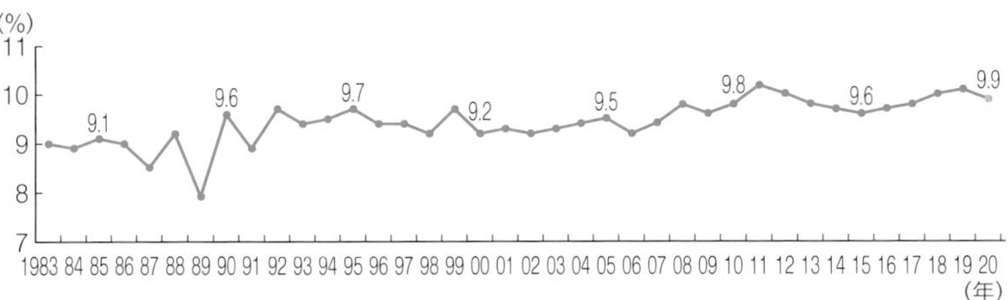

図10 透析患者の粗死亡率

(日本透析医学会．わが国の慢性透析療法の現況（2020年12月31日現在))

本当にCa含有P吸着薬が悪いのか？？　という疑問はあります．ランタンVS炭酸カルシウムの日本でのRCTでは約3年の予後に差がありませんでした．データを細かく見ていきましょう．Supplementalにあるデータをみてみると，Ca値は群間で有意差があるものの，非常に小さい差であることやCa×Pに差がないことがこの結果につながったのでは？　と考えています (Ogata H, et al. JAMA. 2021; 325: 1946-54)．

となると，Caの有無というよりも，Ca×Pをうまくコントロールできさえすれば薬はなんでもよいのかもしれません．

また，動脈硬化も一つの要因でおきるわけではなく，古典的には血圧などの要素も関わってくるので，DWや栄養状態もチェックする必要があり，Pだけを改善しても効果は薄いでしょう．

というわけで，十分な透析，栄養指導に加えて，P吸着薬を加えるのがお勧めです．

これらの話は今後出てくるTenapanorというNA/H交換輸送体3（NHE3）でどのようになるか興味深いです．個人的には内服回数が1日1回などになるとコンプライアンスが良くなり，Pのコントロールが容易になると期待しています．

26

Qbを上げるデメリットを教えてください

Q Qbを上げると血圧が下がったりシャント狭窄が増えたりすると言われたのでQb＝180 mL/分で行っていますが，学会などでは高血流の報告を散見します．何が正しいのでしょうか？

本章参照
文献一覧

Answer: 透析血流を上げることにより透析中の血圧低下やシャント不全が増えるというデータは見当たりません（2022/5/1時点）．

解説 10年以上前のデータですが，本邦より血流量と生命予後の関係のデータが出されています **図1**（日本透析医学会．わが国の慢性透析の現況（2009年）．P.71）．本文中にも「*低い血流量の高い死亡リスクの一部がそれらの患者の不良な栄養状態に，高い血流量の低い死亡リスクの一部がそれらの患者の良好な栄養状態に，それぞれ依存していることを示唆している．*」（イタリック部引用）と書かれており，単純に血流量でだけでは決まらないことが前提となります．

ではなぜQbが200 mL/分程度なのか？　という疑問が生じると思いますが，『透析医療の歴史－先人達の軌跡をたどって』という書籍に「血流は200 mL/min程度がちょうどよい」のような記載があります（太田和夫『透析医療の歴史－先人達の軌跡をたどって』東京：メディカ出版．2008；P.50）．ただし，これは1940～1950年代の事を指しています．

Qbを上げるメリットとしては，Kt/vが上昇し，小分子のBUNとPが下がります．中分子はそれほど変わりません，QbをあげるとESA製剤の使用量が減ります．これは論文上もサポートされています（Wolfe RA, et al. Am J Kidney Dis. 2005; 45: 127-35）．

ESA抵抗性を増やすような尿毒素の物質のクリアランスは小分子にあるのかもしれません．Qbをあげると悪性腫瘍による死亡も下げる可能性があります（Hara M, et al. Intern Med. 2020; 59: 1141-8）．

心機能への影響については，Qbを増やしたくらいでは心負荷が増えないことが示されていますので，体外循環を回すと血圧が下がるような人でなければそれほど

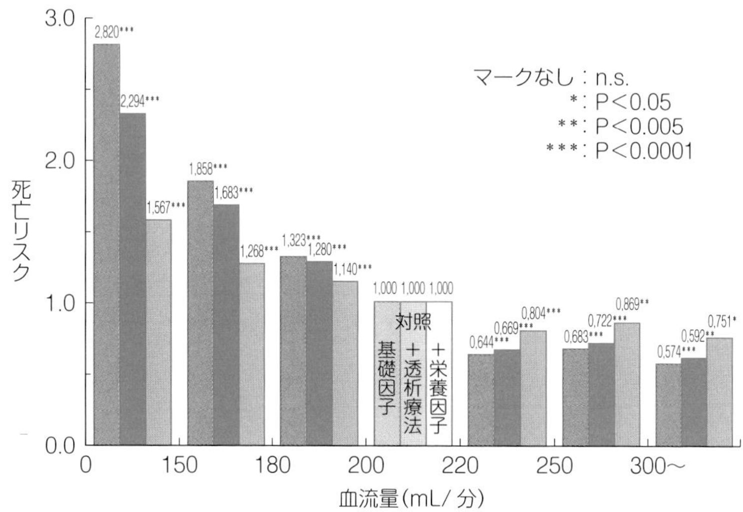

図1 血液量と生命予後
（2009年わが国の慢性透析の現況．P.71）

心配する必要はなさそうです（鈴木一裕，他．透析時血流量が心拍出量に及ぼす影響．透析会誌．2015; 48: 239～42）．実際に海外の研究によると，Qb＝400-450 mL/分では予後に影響していません（Bosch JP, et al. Hemodial Int. 2006; 10: 73-81. Ronco C, et al. Nephrol Dial Transplant. 1990; 5 Suppl 1: 109-14. Eknoyan G, et al. N Engl J Med. 2002; 347: 2010-9）．

以前からこのような論文が出されているにも関わらず，なぜ一部の医師達（高齢であることが多いですが）は頑なに血流を上げないのか？　という疑問がありました．

透析黎明期から宮城県で透析医療に関わっている臨床工学技士さん達と話すと，「昔はよく血圧が下がったね」と言います．ここにヒントがあると考え，いろいろ調べたところ，答えは意外にシンプルにガイドラインに書かれていました（鈴木一之，他．透析会誌．2010; 43: 551-9）．

- 透析監視装置に除水コントローラーがなかった時代，Qb 増加でダイアライザの流入圧と返血圧（静脈圧）が上昇，高くなって除水速度が大きくなる．
- Qb 増加は除水速度増大に直接結びつかず，また透析液からの酢酸負荷も軽微である．

ということは，透析黎明期の「まだ現場で工夫して行っていた時代の名残」を引きずっている医師の多くが血流を増やそうとしない，と考えられます．

現在では血流が低くても，ダイアライザに機械側で陰圧をかけることにより除水を行えますし（私の知る限り，Qb に依存して除水を決めるコンソールを使っている施設に出会ったことはありません），最近では酢酸を含まない透析液が増えてきている印象です（友 雅司．人工臓器．2017; 46: 55-6．友雅司．日腎会誌．2013；55: 498-501）．では，どれだけの医師が透析液の酢酸濃度を気にしているのでしょうか？（試しに聞いてみたら大半の方は答えられないと思いますが，私の知る限りカーボスター®は無酢酸，キンダリー®が 8 mEq/L です）．ちなみに 1980 年台の時点ですでに酢酸濃度は 7.5-8 mEq/L だったようです（小北克也，他．透析会誌．2016; 49: 483-91）．

「酢酸不耐症」という言葉は，私は教科書でしか目にしたことがありませんが，血清濃度 5 mEq/L から症状が出やすく，10 mEq/L でよく生じるとされます．上記の論文によれば「現行の低濃度酢酸含有透析液では酢酸不耐症は解決されていると考えられた」とあり，腑に落ちます．

とすると，血流の問題で血圧が下がるというよりは DW やその他の理由で血圧が低下する，と捉えたほうがよさそうです．

前掲の太田先生の著書には，実際に自前でセロファンを貼って透析膜を作ったという話が写真付きで紹介されています．貼り方が悪いと血液が漏出したりしたようで，そうしたリスクを回避するために血流をあまり上げなかったという可能性もあります．

次にシャント不全の問題です．

日本透析医学会『2011 年版　慢性透析用バスキュラーアクセスの作製および修復に関するガイドライン』（透析会誌．2011; 44: 855～937）および IVR 学会の『血液透析用バスキュラーアクセスのインターベンションによる修復（Vascular Access Intervention Therapy：VAIVT）の基本的技術に関するガイドライン』では，診断や修復方法についての記載はたくさんありますが，どのようなファクターがシャント不全につながるかは明らかではありません．シャント不全の論文を読む限り，「どう早期にシャント不全を見つけるか」とか，「ドラッグコーティングのバルーンを使うと開存率はどうか」などという因子を PTA 間隔や開存期間をアウトカムにして検討されているものがほとんどです．他にはシャントの開存期間を伸ばす因子の検討はされています，先輩の眞田覚先生（JCHO 仙台病院　腎センター）の論

JCOPY 498-22480

文ではスタチンがシャントの開存率に好影響を与えるとあります (Sanada S, J Vasc Access. 2017; 18: 295-300).

これらの論文では残念ながら，どのようなファクターが開存期間を短くするかはあまり検討されていません．PTA の間隔について検討したこちらの研究でも，血流については検討されていませんでした (志熊聡美，他．透析会誌．2020; 53: 453-9).

血流とシャント不全の検討になるとほとんど見つからず，この論文によれば Qb が大きいとシャント不全が少ないとのことです (Ponce P, et al. Hemodial Int. 2015; 19: 314-22).

1つの論文だけで結論づけることはできませんが，そうなると透析シャント不全は，動脈の問題やシャントのデザイン，これまでの PTA 歴などのほうが重要かもしれません．あとは常識的な範囲で，同じ場所ばかり穿刺しない，強く押さえすぎない，などといったことが重要そうです．

それでも血流をあげたくない人達は，今度は「マイクロバブルが」などと言い出すかもしれません．それらの意見は恐らくこの論文が元になっていると思われ，「日本の生存率が高いのは，血流が少ないことによるマイクロバブルの発生による」という流れで話題になったと記憶しています．本文を読むと「あくまで仮説であり，血流の低さと日本の予後の良さの相関があるかも」程度の話です（因果があるとはとても思えません (Stegmayr BG. Semin Dial. 2016; 29: 442-6).

高血流がマイクロバブルを起こすのであれば，DOPPS の血流量の国際比較からみても，どの国でも血流が大きいほうが予後が良いという事実に反します．

たしかにこちらの論文によると，血流が増えればマイクロバブルが増えそうな印象です（10-500 μm の泡を検出しているとあります．Wagner S, et al. Clin Kidney J. 2015; 8: 400-4)．しかしながら，臨床をしていてこれらのマイクロバブルが悪さをしているという印象を持つことができません（強烈な剖検例のケースレポートでもあれば別ですが，この論文もあまりはっきりしませんし (Forsberg U, et al. Nephrol Dial Transplant. 2010; 25: 2691-5)．こちらもよくわかりません (George S, et al. Nephrology (Carlton). 2012; 17: 569-74)．透析カテーテル抜去後の空気塞栓などは，画像でも認識できますのでマイクロとはいえませんが，これは怖いなと思います (Sahutoglu T, et al. Hemodial Int. 2017; 21: 29-34).

では卵円孔開存などを調べるコントラストエコーでマイクロバブルを入れるのは大丈夫なのか？　と考えてしまいます．粒子サイズで 1-4.5 μm だそうですが (小俣大樹，他．超音波とマイクロバブルによるセラノスティクス Drug Delivery System．2018; P.33-

3). これが問題になったと耳にしたことはありません. そうなると透析で生じるマイクロバブルはそれほど心配ないのでは？ とやはり思います.

まあ, 人間はデータをみせても合理的な判断ができない生き物のようですし (ターリ・シャーロット, 他. 事実はなぜ人の意見を変えられないのか. 東京: 白陽社. 2019).

嫌な経験やイメージが先行して本来処方されるべき薬が処方されていないという状況はよくあります. 例えば, ワルファリンでは低リスクには過剰に使われており, 高リスクには過小に使われているという報告もあります (Kakkar AK, et al. PLoS One. 2013; 8) し, 腎臓内科の分野でもガイドラインと実臨床のギャップが存在することは指摘されています (Jardine MJ, et al. Kidney Int Suppl (2011). 2017; 7: 114-21). いろいろな要因が指摘されていることもあってなかなか解決しない問題だと思いますが, 医師の知識不足というより, 次々と登場する知見にキャッチアップできていない点も問題といえます. しかし, これについてはAIのアシストによって次第に改善されると思いますし, 透析処方の進展もそれに伴っていくだろうと予想します.

というわけで, 現時点ではQbをあげるデメリットをこれといって見つけることができませんでした.

27
ECUMって本当に血圧が下がらないでしょうか

Q 透析中にECUMを行うと血圧が下がらないと言われているので，「HD 4時間＋ECUM 1時間」という指示を出しているのですが，ECUMって本当に血圧が下がらないのでしょうか？

本章参照文献一覧

Answer：ECUMで血圧が下がらないという明確なデータは見たことがありません.

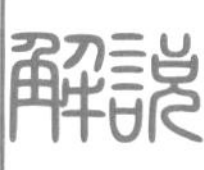

拙著『誰も教えてくれなかった血液透析の進めかた教えます』（東京：羊土社. 2019）のP.107でも述べましたが，私はECUMで血圧が下がらないという意見には懐疑的です.

まず，透析中に血圧が下がる原因としては

・除水速度が速い

・リフィリングが間に合わない（あるいは血管収縮が対応できない）

の2つの要素が大きく，他にはDWが合っていない（上方修正が必要）などの要素もあります．なお，フサンなどによる血圧低下はアレルギーによるものですので別途考えることにしましょう.

まず，ECUMの歴史について種々の資料にあたってみたところ，名古屋大学の小林快三先生の発表がルーツのようです（小林快三，他．日腎会誌．1972; 14: 539），この時代は尿毒症で死亡するというよりは除水が不十分で心不全で死亡することが多かったという背景があります（シリーズ / 座談会：本の腎臓研究を振り返る　4臨床編―腎不全の研究．日腎会誌．2003; 45: 405-9），こちらの本にも「透析膜として50 μmほどの厚いセロファン膜を用いていたので，十分な除水ができないと言う問題があった」とあります（現在の透析膜は10-45 μm程度です．太田和夫．東京：メディカ出版．2008. P.225．峰島三千男．日腎会誌．2013; 55: 515-22）.

上記の小林先生の本の論文を読むとたしかにあまり血圧は下がっておらず，BUNやCrはECUM前後で変化はありません（ちなみにNa,K,Clも変化がありませんでした）.

しかし対象は「体重の異常な増加，浮腫，肺水腫などのoverhydrationを伴う患者を適応とした．このうち重症のhypervolemiaの患者にはECUMのみを単独で施行し，比較的軽度のoverhydrationの状態にある患者では通常の血液透析の直前または直後の短時間にこれを試みた」とあります．我々もよく見るような，体重増加が大きく血圧が高くなるような症例が対象であったととらえてよいでしょう．

だとすると，体液量過剰で血圧が高い症例に除水を行っても血圧がなかなか下がらないのは当然だと思います．

そもそも「体液量過剰に対して除水が困難であった時代に，除水をするために行っていたECUM」から，なぜ「透析中の血圧低下を起こさない」という迷信（と言うと怒られそうですが，データが存在しない以上そのように捉えています）が生まれたかはいまだ謎です．

「臨床上，血圧が下がらないじゃないか！」と主張するヒトはいます．まあ下がらないかもしれませんが，それは私が「HDを追加してもほとんど下がらないよ」と言っているのと同じレベルです．

そもそも，ECUMってどのように行うのでしたっけ？「ECUMのスイッチを押す」の先をキチンと知らない人が多いようですが，どうやらスイッチを押すと透析液のポンプを止めるようになっているようです（回路図から考えるとこのような解釈になります．もっと詳しく知りたいのですが，機密事項などが含まれているようで機械メーカーさんは教えてくれません）．透析液は加温して流しますので，これが流れなくなると，ダイアライザー内の透析液温度は徐々に下がっていきます．透析液温度を若干下げて34.5℃程度にすると透析中の血圧が下がりにくくなるといわれています（Agarwal R. Curr Opin Nephrol Hypertens. 2012; 21: 593-9. Selby NM, et al. Nephrol Dial Transplant. 2006; 21: 1883-98. Tsujimoto Y, et al. Cochrane Database Syst Rev. 2019; 7: CD012598）．

これが「ECUMをすると血圧が下がらない」に影響している可能性があると思っています．この温度で透析をしようとすると患者さんが「寒い！」と訴えることが多いのでなかなか実行できません（海外の方は寒さに強いのかもしれません．冬でも半袖の方が観光地にいるのを結構見かけますものね）．

浸透圧変化が起こらないから血圧が下がらないんだ！　と主張する人もいますが，私はこれについても懐疑的です．

sOsm＝2×Na＋BUN/2.8＋Glu/18

ですから，透析しているので Na と Glu は変化がないとすると，BUN が重要になります．

BUN が透析前 60 m/dL, 透析後 20 mg/dL だとすると，浸透圧の変化は (60−20)/2.8≒17 です．

この浸透圧にどのくらいのインパクトがあるかというと，ミッドペリック 135 で 353 mOsm/kg，ミッドペリック 250 で 417 mOsm/kg，ミッドペリック 400 で 500 mOsm/kg です（どのメーカーでも大体この程度でしょう）．腹膜透析を処方している医師ならある程度実感があると思いますが，135 → 250 でどれくらい除水が効くでしょうか？　ミッドペリックの添付文書に 表1 があります．

ミッドペリック 135 を 4 つのうち 1 つを 250 に変更して期待できる除水量は 200 mL 程度のようです（実際にはこのようにいかないことが多いですが）．

では BUN による 20 弱の浸透圧変化がどれだけ除水に影響するのかというと，それほどインパクトがあるとは思えません．

この話をする度に，サメ好きで歌の上手い後輩，産婦人科の黒澤靖大先生を思い出します．というのも，サメは尿素濃度が高いことが知られており（これが独特の

表1 ミッドペリックの推定除水量

1 日の組合せ処方			推定除水量（mL）	
ミッドペリック 135 腹膜透析液	ミッドペリック 250 腹膜透析量	ミッドペリック 400 腹膜透析液	1.5 L 容量	2 L 容量
0	1	3	2000	2550
0	2	2	1800	2300
1	0	3	1800	2300
0	3	1	1600	2050
1	1	2	1600	2050
1	2	1	1400	1800
2	0	2	1400	1800
0	4	0	1400	1800
1	3	0	1200	1550
2	1	1	1200	1500
2	2	0	1000	1300
3	0	1	1000	1300
3	1	0	800	1050
4	0	0	600	800

においにつながると言われています），その濃度は400 mMだそうです．われわれに馴染みの深い単位に変換すると，1,200 mg/dL弱でしょうか．サメの腎臓には人間でいうとヘンレのループに当たるものが3個くらいあるらしく，そのために海水内で生活できるようです（色々なサメがいるので，サメとひとくくりにすると黒澤先生に怒られそうですが）．ほかにもカンガルーネズミなどはかなり尿素の多い尿を出しますし，ラクダも尿中の尿素が高く，身体に水を留めようとするらしいです，それらの動物と比べると，たかだか20 mOsm/kgの浸透圧で血圧が下がったり下がらなかったりというのは受け入れがたく，むしろDWや除水設定をもっと考えたほうが良いと思います．ちなみに，哺乳類の尿素についてはこちらの文献があります（Ortiz RM. Osmoregulation in marine mammals. J Exp Biol. 2001; 204: 1831-44）．

では，本当にECUMが臨床上有用ではないのか？という話ですが，海外ではECUMという言葉は使われておらず"Aquapheresis"や単に"ultrafiltration"という言葉が使われているようです（この項では混乱を避けるためにECUMとして説明します）．

RAPID-CHF試験では心不全に対してECUMが体重減少に有用なことが示されました（Bart BA, et al. J Am Coll Cardiol. 2005; 46: 2043-6）．

さらにUNLOAD試験でも同様に利尿薬vs ECUMで，利尿薬よりも体重減少が多く，低血圧の発生は同等で，90日以内の入院率を下げました（Costanzo MR, et al. UNLOAD Trial Inrestigatous. J Am Coll Cardiol. 2007; 49: 675-83）．この後に行われたCARRESS-HFでは（Bart BA, et al. N Engl J Med. 2012; 367: 2296-304）．非代償性の心不全に対してECUMと利尿薬を比べていますが薬物療法を上回ることができませんでした．さらにAVOID-HF試験も利尿薬vs EUCMですが90日以内の心不全イベントを減らせています．この論文中では利尿薬群もECUM群も低血圧は0.9%となっています（Costanzo MR, et al. JACC Heart Fail. 2016; 4: 95-105）．

そうなると，うっ血を伴う心不全に対してのECUMの有効性については現時点では症例毎に判断するしかないととらえています．こちらのレビューも参照してください（Costanzo MR, et al. J Am Coll Cardiol. 2017; 69: 2428-45）．

これらの心不全における論文においても低血圧などに血圧についてはほとんど触れられておらず，この論文では患者数25例で，血圧はベースラインが116+/−18で．低めで血圧が下がらなかったとあります．ただし，腎機能はCr=1.6+/−0.6 mg/dLで透析はしていない患者が対象とあります（Jaski BE et al. J Card Fail.

2003; 9: 227-31. PMID: 12815573).

また腎機能が悪い群は除外されている場合がほとんどなので最初の疑問であった，HD とくらべて ECUM が血圧が下がらないというものはまだ見つけられていません．結局はこの論文にあるように，ECUM であっても除水が多ければ血圧が下がる，というのが現時点での結論かと思います (Deng F, et al. Ann Paliat Med. 2021; 10: 5316-21).

28 糖尿病患者がしばしば尿細管アシドーシスになりますがなぜでしょうか

Q 糖尿病患者がしばしば尿細管アシドーシスになりますが，いったいなぜでしょうか？

本章参照文献一覧

Answer: 最も考えやすい理由はRAA系降圧薬です．

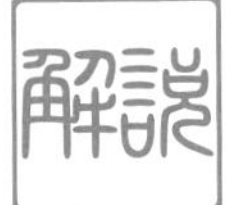
それは本当に尿細管性アシドーシス（renal tubular acidosis: RTA）でしょうか？　通常は糖尿病が進行すると顕性腎症になり，GFRが下がって酸の排泄が低下し，代謝性アシドーシスを起こします．この場合，アニオンギャップが上昇します．

これに対してRTAはアニオンギャップが正常です．なので気づくことができます．このRTAで重要なのはI型RTAからシェーグレン症候群を想定することです（むしろ多発の腎結石でアシドーシスに気づき，これがI型RTAで，そこからシェーグレン症候群の診断にたどり着くほうが多いかもしれません．アシドーシスに気づいたとき，同時に尿のpHが5.5より低くないことに対する違和感に気づくことが重要です）．

小児の場合には成長障害を伴うことがあるのでもっと敏感だと思いますが．成人で起こるのはそのほとんどが薬剤性や疾病に伴うものです．

RAA系降圧薬の使用に伴うIV型RTAにはしばしば出遭います．II型RTAはファンコニ症候群に伴うものでごくたまに出遭いますが，III型RTAにはいまだに出会ったことがありません．

ファンコニ症候群は多数のケースレポートがあります．典型的な移植後の発症やリチウム内服，抗レトロウイルス薬内服によるものが多いですが，後輩の熊倉慧先生が出したIgDλ骨髄腫型の円柱腎症でのファンコニ症候群のレポートをはじめ，軽鎖沈着，重鎖沈着症でファンコニ症候群を起こしたという報告も結構あります（Kumakura S, et al. Clin Exp Nephrol. 2016; 20: 491-2）．

びっくりしたのは感染症に伴って生じることもあるようで，例えばレジオネラ肺炎（Koda R, et al. Intern Med. 2018; 57: 2975-80）やサルモネラによる菌血症で発症したレポートまであります（Ryuge A, et al. Intern Med. 2021; 60: 761-4）.

ちなみに，イヌもファンコニ症候群を起こすんですね（Koda R, et al. Intern Med. 2018; 57: 2975-80）.

まあ，臨床的なメッセージは「キチンと検尿をして，異常があったら病態を考えましょう」ということになります（尿タンパクや尿糖が非糖尿病なのに出るか？SGLT2 阻害薬を飲んでないのに尿糖が出るか ?? ということに気付けるかどうかが大事です）.

さて話を戻して，教科書的に整理するとこのようになります.

・遠位尿細管性アシドーシス（Ⅰ型 RTA）
……遠位尿細管で酸を排泄できない→重症化したのが III 型
・近位尿細管性アシドーシス（Ⅱ型 RTA）
……近位尿細管からアルカリの喪失（上記の他にもバルプロ酸，ビスホスホネート製剤なども起こすとあります）
・高 K 血症遠位尿細管性アシドーシス（Ⅳ型 RTA）
……遠位尿細管で酸の排泄とカリウムの分泌ができない

Ⅳ 型の本質はアルドステロンが絶対的 / 相対的欠乏なので，RAA 系降圧薬がキチンと効いていると生じる可能性があります．他にも腎臓に強い間質障害が出た結果として，レニン↓ → アルドステロン↓なんてこともありえますし，（あまり見たことないですが）傷んだ尿細管にアルドステロンが作用できない場合としてのⅣ 型 RTA などもありえます．これらの理由で腎臓が傷みやすい糖尿病性腎症ではどちらでも起こしやすいと考えています（それ以上に標準治療として RAA 系降圧薬を使っているのでそちらの影響が強いでしょう）.

ここから強引にアルカローシスの話に持っていきます．師匠の伊藤貞嘉先生が好きな話ですが，原発性アルドステロン症だと代謝性アルカローシスに傾くことが多いです．こちらはアルドステロン高値により Na 再吸収および K の排泄が亢進します．この場合は Na と HCO_3^- が共輸送なので，HCO_3^- を再吸収することでアルカローシスに傾くことが多いです.

理論的には Na を再吸収して高 Na 血症になりそうですが，血管内へは水を引きつけて一定の Na 濃度を保とうとします．実際には，臨床的に問題となるほどの高 Na 血症になることはごくまれです（むしろ再吸収した Na のために水を引っ張ってくることで体液量過剰の高血圧になりやすい）．ただし Cl は下がるので，Na か

ら Cl 値をひくと上昇していることが多いです．通常は

アニオンギャップ＝Na(140)－Cl(104)－HCO_3^-(24)

となり，アニオンギャップが 12 ですので，

Na－Cl＝36 程度のはずです（この Cl が下がるために Na-Cl＞40 となる）．

この話をⅣ型 RTA と対比して覚えておくのがよいでしょう．

29

高K血症に対してどのK吸着薬がよいでしょうか

Q 臨床で高K血症に出会ったとき，どのK吸着薬を使用すればよいのでしょうか？

本章参照
文献一覧

Answer: キチンと飲めばどれも効果は変わらない印象です．コストを度外視すればロケルマ®が使いやすいです．

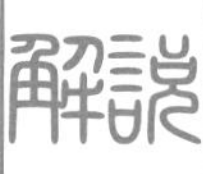

薬の選択についてだけ述べるならば上記が回答のすべてとなりますが，高K血症は「病名に対して反射的にK吸着薬が出されている」ことが多いので，この機会にキチンと整理しておきましょう．

まず，腎機能正常でRAA系降圧薬が入っていない場合の高K血症はまず問題になりません．これは，食事中からKが吸収されたタイミングでの採血，あるいは採血手技の問題，コーヒーなどの嗜好品の影響が考えられます．

では，高K血症で困りやすい人はどんな人でしょうか？

その患者像は

- 慢性腎臓病
- RAA系降圧薬を飲んでいる人で，脱水やNSAIDsなどで腎血流が低下する病態
- 体格が小さい人（筋肉のプールが少ない）

となります．

大規模研究などでは個々の症例の背景についてはわかりにくくなりますが，リスクが多い患者像として脱水を起こしうる薬，例えば利尿薬やSGLT2阻害薬などの尿量を増やす薬剤もリスクを上げると認識しておいたほうがよいでしょう．ただし，カナグリフロジンではCKD患者の高K血症を減らしたという論文があります（Neuen BL, et al. Eur Heart J. 2021; ehab497）．

RAA系降圧薬を2つ使う場合や利尿薬との併用はさらにリスクが高まります（このあたりの使い方はQ7も参照にしてください）．この論文によればRAA系降

圧薬単独では<2%ですが，併用では5%程度，心不全やCKDを合併すると5-10%となります（Weir MR, et al. Clin J Am Soc Nephrol. 2010; 5: 531-48）．

高K血症治療薬を簡単にまとめるとこんな感じ 図1 になります（私見です）．

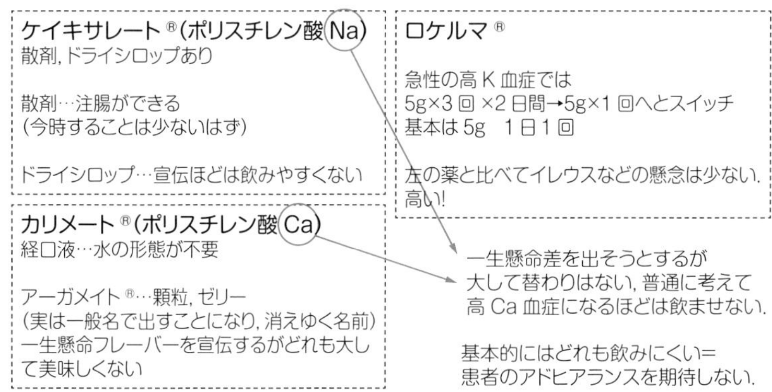

図1 高K血症治療薬の種類と特徴

このような新しくて高い薬を紹介すると，儲けたいんじゃないの？　と言われてしまうことがありますが，本邦よりこんな論文が出されています 表1（Kanda E, et al. Kidney Med. 2020; 2: 742-52. e1）．

高K血症は医療費が余計にかかるという結論です．ですから，入院させずに少々高い薬を使っても外来ベースとしたほうが割が良いように思われます（薬価改定によって新薬の値段はどんどん下がっていきますし）．

背景疾患が心不全であれCKDであれ，キードラッグとしてRAA系降圧薬が入

表1 高K血症による入院率とコスト

	全患者	心不全患者	CKD 患者
1 年のコスト / 患者	\$15,683 vs \$2,566 (P<0.001)	\$19,916 vs \$5,183 (P<0.001)	\$16,969 vs \$4,439 (P<0.001)
入院率	46% vs 14% (P<0.001)	54% vs 24% (P<0.001)	49% vs 17% (P<0.001)

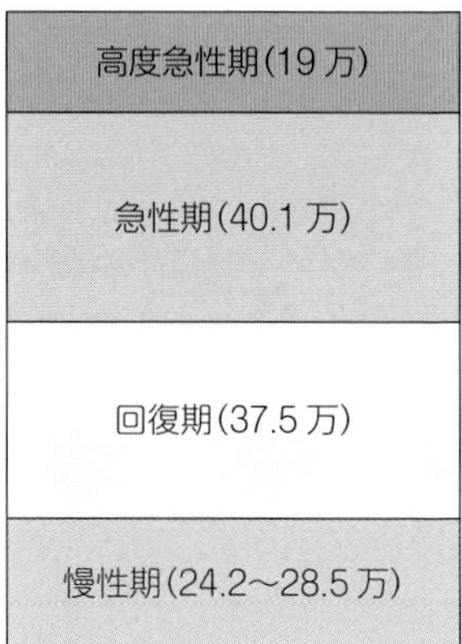

図 2 2013 年から 2025 年への病床数の推計結果
(第五回　医療・介護情報の活用による改革の推進に関する専門調査会　資料より長澤が作製)

りますし，病態としてはSGLT2阻害薬や利尿薬の併用が標準的になってきます．

また高齢化に伴う心不全パンデミックが来ることはほぼ確実であり (Shimokawa H, et al. Eur J Heart Fail. 2015; 17: 884-92)．キードラッグがβ遮断薬，SGLT2阻害薬，ARNI，MRAなどになっていくでしょう．なお，β遮断薬も若干高K血症に傾くことはあわせて知っておくべきでしょう (Takaichi K, et al. Intern Med. 2007; 46: 823-9)．

国の地域医療構想として，高度急性期や急性期病院はかなり削減される流れのため，「すべてを専門家に任せておけば良い」という流れにはならなそうです **表 2**．

したがって，どの病院でもコモンディジースである病気（ここではCHF，CKD）を診ることが求められていくでしょう．

経営的な観点では，高度急性期病院の入院料は単価が高く，療養型病院は単価が安いです．介護保険が適用される施設はさらに単価が低くなります（若い医師はこのあたりのことを意外と知りませんが，参考までに福祉医療機構の2021年のレポートから引用しておきます)．

〈https://www.wam.go.jp/hp/wp-content/uploads/210219_No009.pdf〉 

〈https://www.wam.go.jp/hp/wp-content/uploads/210128_No006.pdf〉 

2019 年の一般病院での収益が 51,272 円 / 患者 1 人 / 日，療養型では 26,858 円 / 患者 1 人 / 日，特別養護老人ホームの活動収益は 11,963 円 / 定員 1 人 / 日です．

施設によっては，安い薬をうまく使いつつ，副作用で安い薬が使いにくい人には高い薬を使う，という使い分けを考える必要があるでしょう．

このあたりが価格から考えた薬剤選択になりますが，そもそも入院患者には病院食を食べさせているのに，さらに K 吸着薬を使う状況はほとんどないのではと思っています．

一般住民ベースでは K が多く含まれている食材が身体に良さそうなことがわかっています．実は，血液透析患者でも生命予後に良さそうだという話があります (Saglimbene VM, et al. Clin J Am Soc Nephrol. 2019; 14: 250-60. González-Ortiz A, et al. Nephrol Dial Transplant. 2021; 36: 681-8)．

ここで果物は K の問題が取り沙汰されることが多いのですが，クエン酸を多めに含むことが知られています（食物繊維も大事な可能性があります）．

実際にこの論文では糖尿病，血清 HCO_3^- 濃度が低い場合に高 K 血症をきたしやすいと書いてあります (Ramos CI, et al. Nephrol Dial Transplant. 2020; gfaa232)．

HCO_3^- ＜22 mmol/L で OR　4.35（1.37-13.78）

細胞内と血管内で K と H^+ を交換しているので，細胞内が飽和されて血管内にでてきている代謝アシドーシスの状況では高 K 血症になりやすいのは理解しやすいです（それ以上 K が細胞内に入れない，そのために高 K 血症のマネージメントではアルカリ化などがある，このマネージは拙著『カニでも分かる水・電解質』（中外医学社）をご覧ください）．

実際に果物と野菜で，アシドーシスを改善させるという試みもあります (Goraya N, et al. Am J Nephrol. 2019; 49: 438-48. Goraya N, et al. J Ren Nutr. 2021; 31: 239-47)．

それはさておき，K 摂取自体が心血管イベントを減らすというレビューなんかも出てきており (Wei KY, et al. Clin Kidney J. 2020; 13: 952-68)，減塩の所でもあったように，「あれダメ，これダメ」という CKD の食事指導がバランスの良い食事に上手く K 吸着薬を使いながらという時代になる予感がしています．

30

低 Na 血症に対して 3%食塩水を投与しようと思いますが，どのタイミングがよいでしょうか

Q 重症の低 Na 血症（Na＝118 mEq/L）患者に対して 3%食塩水を使おうと思っていますが，具体的にはどうすればよいですか？

本章参照
文献一覧

Answer: まず体液量のアプローチを行い，そのうえで治療選択を考えてください．3%食塩水はかなり先のオプションです．

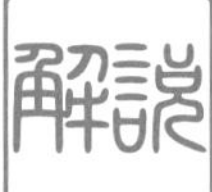

この質問はツッコミどころが多すぎて，まったくわかっていないのか，それとも私を試しているのか？……と思ってしまいました．いちから説明する必要がありそうですね．

まず，気軽に「重症」「軽症」などといった言葉は使わないほうがよいでしょう（話し手と聞き手のイメージが一致しない言葉は気を付けて使うほうがよい，ということです）．

低 Na 血症においては症状と数値がしばしば乖離します．Na＝108 mEq/L で無症状の人もいれば，125 mEq/L くらいでも強い頭痛を訴える人もいます（恐らく進行速度と感受性の問題だと思います）．

そのため低 Na 血症の場合，症状によって重症か軽症かを判断するべきだと思っています．軽症では「ぼんやりしている」とか「頭痛」といった程度ですが，重症だと意識障害や痙攣を起こしますので，プレゼンする場合は患者がどのような症状で困っているかを明確に伝えるのがよいでしょう．

治療については，前述の症状をターゲットに治療することが基本です．国試で勉強したかもしれませんが，いきなり 3%食塩水という選択肢はまずない，と考えて差し支えありません．

Na 濃度を測る前に，必ず体液量のアセスメントを行ってください．ここが重要なので，しっかり解説しておきます．

ADH の分泌は体液量と浸透圧によって調整されています（Robertson GL, et al. Am J Med. 1982; 72: 339-53. Dunn FL, et al. J Clin Invest. 1973; 52: 3212-9）．

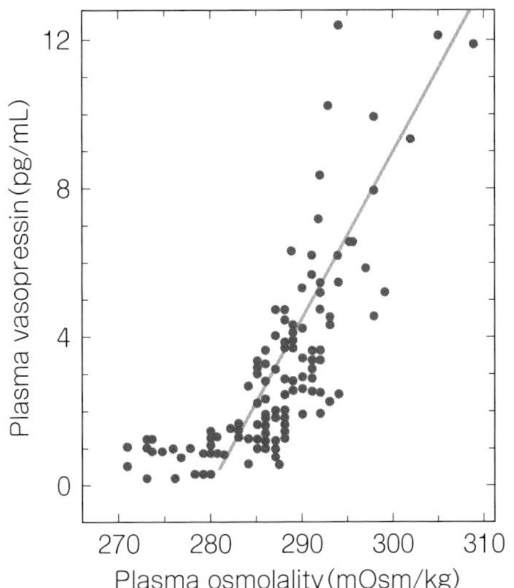

図1 血清浸透圧とバソプレシン関係

浸透圧が上がるとバソプレシンが分泌される

この 図1 図2 は無関係ではなく，次のような関係があります（Robertson GL, et al. Kidney Int. 1976; 10: 25-37）．

図3 の○の中の数字は%変化を表し，左側の体液量が減少した状態では直線が立ち上がってきます．これはどういうことかというと，体液量が減少すると ADH がちょっとの浸透圧変化で分泌されやすくなる，ということを意味します．

ここから考えると，体液量が減少している状態では ADH が出やすい，ということになります．

体液量減少は人間にとって危機的状況だと我々はすり込まれています．体液量が減少すると，

秒単位で
- 交感神経を活性化させて，末梢血管を締める

分〜時間単位で
- ADH などで身体に体液量をため込もうとする

さらに日単位で
- レニンアンジオテンシン系を活性化する

ということが体内で行われ，各器官を総動員しながら液量を維持しようと働きま

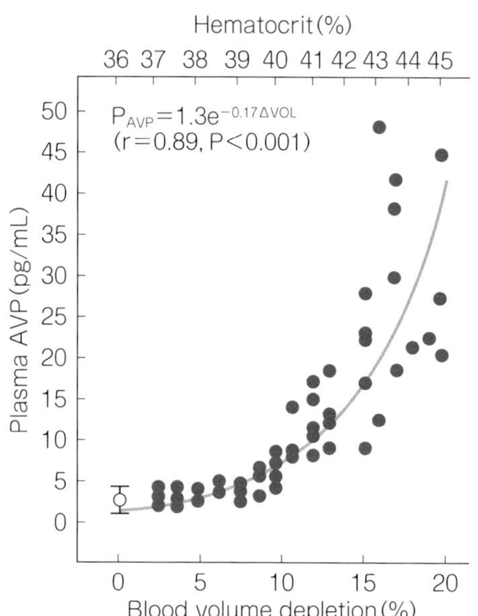

図2 体液量とAVPの分泌の関連（ただしラット）

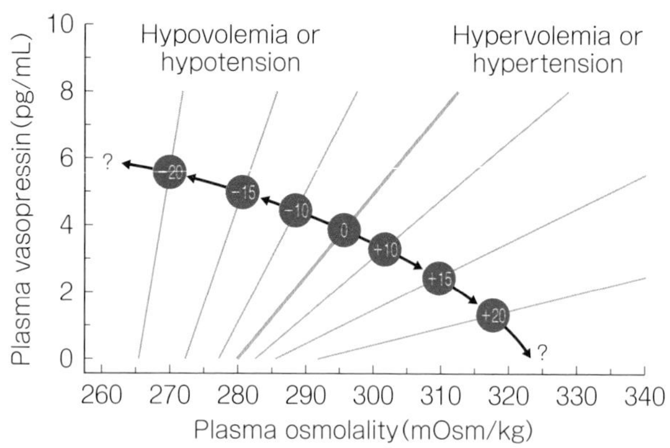

図3 体液量変化とADH分泌の関係

ADH分泌の関係と●の中の数字は体液量の%変化率

す．ここまで極端ではなくても，ちょっと脱水気味の時にはADHが出ている状態であり，この時に低張液を点滴すると容易に低Na血症になります．これがしばしば臨床現場で行われているのが問題です（Q17でも述べました）．

体液量が減少している場合は補液で体液量を正常化，過剰の時は水制限+/- 利尿薬で加療を行います.

体液量が減少しているのに相対的に Na が少ない場合には低張性脱水，体液量が増加しており，相対的に Na が少ない場合は希釈性の低 Na 血症であり，体液量を正常化することを優先します.

これら 2 つを除外できて，体液量が正常な場合にアプローチをする必要があります.

体液量が正常である低 Na 血症を診た場合に，まず調べるべきは「尿の浸透圧」です.

sOsm＞uOsm

である場合は問題ありません，薄い尿が出ているので自然に改善していきます（真水を尿中に排泄しているため）.

sOsm＜uOsm

この場合はやっかいです．濃い尿が出ている＝真水を再吸収しているために，低 Na 血症が悪化の方向に向かいます.

なぜ uOsm が高いのでしょうか？　この時必ず除外すべきなのは副腎不全です（甲状腺機能障害単独で SIADH を起こすほど尿浸透圧が高い症例は診たことがありません）．その次に除外すべきは薬剤ですが，大抵どの薬剤かまでは特定できません．そうなると，術後の侵襲などによる SIADH あるいは特発性として判断します.

治療については，大抵は真水を追加しない（水分制限や補液を減量）でおくことで，再吸収する真水の負荷がなくなるので自然に改善していきます（ですから脱水を除外することが大事です）.

それでも改善しない時は次の手です．この場合はフロセミドを投与してどうにかなることが多いです．フロセミドは等張ないしやや低張な尿を出すために，脱水には注意が必要ですが（必要時に補液しながら）これによって低 Na 血症を改善することができます.

このあたりのことは．EFFUSE-FLUID 試験でわかった事として，水制限だと 4 日目で Na が 5 mmol/L 上昇，水制限＋フロセミドは AKI は有意に増やさないものの低 K 血症は有意に増加，水制限＋フロセミド＋食塩負荷では Na 改善に影響がないことがわかりました（Krisanapan P, et al. Am J Kidney Dis. 2020; 76: 203-12）. そうなると，SIADH に対して，NaCl を使う状況というのは，低張性脱水か SIADH かを見極めるのが難しい微妙なケースに限定されそうです.

水制限＋フロセミドでも良くならないというケースはほとんどありませんが，これでも改善しないという場合に初めて 3%食塩水かサムスカ®の使用を検討します. 人工的に sOsm＞uOsm を作り出すことが 3%食塩水を使用する意図です.

しかし. 3%食塩水を使う，ということまでは知っていても，どのくらいの量をどのくらいで入れるか？　ということまで知らない人が多いです（そのような人はこの治療に手を出さないほうが無難だと思いますが）.

まずは 3%食塩水の作り方ですが，

・生食 100 mL＋10%食塩水 30 mL

この配分で OK です（そんなに必要になることはないと思いますが，たくさん必要な場合は倍量で作ってください）.

Q どのくらい入れるのがよいですか？

Answer: 私は 2 mL/kg を 1 時間で入れます.

解説 最近はボーラス投与と持続投与で差がないことがわかってきており，個人的にはボーラスが好きです.

論文では 3%食塩水を 2 mL/kg を 20 分かけて入れています（実際は 1 時間くらいで入れると思います，持続投与の場合はだいたい 0.5-1 mL/kg/時が多いです）（Baek SH, et al. JAMA Intern Med. 2021; 181: 81-92）.

私の場合は 1 時間で投与し，3-4 時間後にバイタル，電解質，尿電解質をチェックして繰り返すという作戦をとっています.

サムスカ®はどうでしょう？　もちろん，これを使うことでも低 Na 血症は改善します. トルバプタンの効果は V2 受容体のブロックなので，不適切に分泌されている ADH の作用を抑制できるので理に適っています. 現在では保険的にも使用が認められています.

押さえておくべきポイントは「低張尿が大量に出るので Na 変化速度に注意」です．利尿薬では投与した後の尿量は神頼みです．サムスカ®の投与で数 L の低張尿が大量に出た場合は，一日の Na の補正速度の上限を超えそうになることがあります．

そうなると，低 Na 血症の治療をしているのに 5%ブドウ糖を投与，というヘンテコなことをする羽目に陥ります．

ちなみに 3%食塩水にこだわる必要はほとんどありません．点滴の浸透圧が尿浸透圧を超えることが目的なので，それさえわかっていれば，生理食塩水の浸透圧は 0.9% Na 154 mEq/L＋Cl 154 mEq/L なので 308 mOsm/kg 程度です．

ですので 2%で浸透圧はだいたい 600 mEq/L，3%で 900 mEq/L です．

尿浸透圧が高い！　といっても，臨床上ではかなり困ったとしても 500 mOsm/L 程度です．そうなると 2%食塩水でも十分だったりします．

最後に，あまり論文などには載っていない Tips を紹介します．低 Na 血症は無理に補液で治す必要はありません．少しだけ食塩を食べさせて，水制限をするという方法でも良くなります．例えば，塩化ナトリウムを 1 日 3 g くらい飲ませて，お茶は飲まないようにする……程度でも十分効果があります．

辛党の患者さんに「次の外来までに漬物食べてもよいですよ」と言うと，食欲が増して良いことのように思えますが，いずれ Na 濃度が正常化して「じゃあ，漬物はもうダメですからね」と言うと，けっこう恨まれます…….

ここまでの話を読まれると血清 Na 濃度を何がなんでも正常化したくなる気になってくるかもしれませんが，患者が困っていない低 Na 血症は無理に治さない，というのも実は大事な視点です．このあたりのことは 2021 年に発表された低 Na 血症の RCT の結果でまた判断が変わる可能性があります (Refardt J, et al. Front Med (Lausanne). 2021; 8: 729545).

実際には手強い低 Na 血症などは慣れればわかってきますが，内科医であるならば，一度は中外医学社からでている柴垣有吾，監修『低 Na 血症－体液・水電解質異常の臨床とその理解』(2021) を読むことをオススメします．

索引

■ あ行

■ か行

■ さ行

■ た行

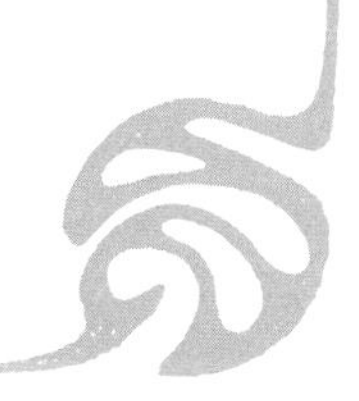

著者略歴

長澤　将（ながさわ　たすく）

東北大学病院腎・高血圧・内分泌科講師

仙台第二高校→2003 年東北大学医学部卒業→
2012 年東北大学大学院修了.

総合内科専門医，指導医
腎臓学会専門医，指導医，評議員
透析学会専門医，指導医

略歴ってあんまり見られないと思って適当な事を前の本に書いていましたが，意外と「読みましたよ！」と言われるのでびっくりしています.
前の本からこの本までの期間で印象に残っていることとしては，

1. 竹内まりやのアリ−ナツアーが当選したのに中止（2022 年は山下達郎のツアーが無事開催されるといいな，チケット当選しました！）
2. 楽天イーグルスに田中将大の復帰，西川遥輝の移籍 & 大活躍，2022 シーズンは期待できそう！
3. イエローローズオブテキサスの再販（原酒不足でしばらく市場に出ませんでした）

Ry Cooder & Taj Mahal の新譜も出たし．あっ，「親友の O 酒に無事お子様が生まれたこと」が一番ですね.
よく聞かれる「なぜ腎臓内科になったのですか？」は字数の関係でまたどこかで.

Dr. 長澤の腎問答　©

発　行　2022年6月20日　1版1刷

著　者　長澤　将

発行者　株式会社　中外医学社
代表取締役　青木　滋
〒162-0805　東京都新宿区矢来町62
電　話　(03) 3268-2701 (代)
振替口座　00190-1-98814番

印刷・製本/横山印刷(株)　〈HI・YK〉
ISBN978-4-498-22480-3　Printed in Japan

JCOPY　＜(社)出版者著作権管理機構 委託出版物＞